JN239344

New Health Care Management

認知症ケアができる介護スタッフを育てるOJTマニュアル

On The Job Training

葛田一雄
Kazuo Kuzuta

まえがき　～リーダーとスタッフが共に現場の課題を共有できる仕組みがＯＪＴ

認知症ケアの現場には困りごとがいくつもあります。

特に、重要かつ緊急な困りごとは３つあります。
①人材育成
②ケア品質維持
③地域多職種連携
です。

人材育成およびケア品質維持に共通するものが仕事をするための仕組みです。仕事の仕組みは２つの活動に深く関わりがあります。

１つは、ＳＤＣＡ（標準活動）です。

もう１つは、ＰＤＣＡ（改善活動）です。

標準活動および改善活動は、特定のリーダーや特定のスタッフだけで行っても効果はさほどありません。

標準活動および改善活動は職場ぐるみで実践することなくして、人材不足およびケア品質維持のために効果や成果を出すことは困難です。

さらには、もう1つの困りごとである地域多職種連携に取り組むための課題を共有化することもできません。

職場の困りごとを共有化し、解決するためのメソッドの1つが、オン・ザ・ジョブ・トレーニング（ＯＪＴ）です。オンとは仕事中です。ジョブは仕事です。トレーニングは育成です。ＯＪＴの主な目的は、仕事をしながら仕事の仕方を伝承することです。伝承する過程において、仕事を覚えることによって知見も体験も増しますから育成効果が期待できます。

仕事の仕方を伝承するメソッドはＯＪＴだけではなく、スーパービジョンやプリセプターシップなどもありますが、「リーダーが教え、スタッフが教わる」伝承効果の他に、リーダーとスタッフが共に感じ、共に育み、課題を共有することができるメソッドとしてのＯＪＴを現場で活用するためにまとめたのが本書です。

著者

認知症ケアができる介護スタッフを育てるOJTマニュアル

介護リーダーのための新人スタッフの教え方・育て方入門

もくじ

パート1 介護現場の認知症ケアの課題にはどのようなものがあるのか

パート2 認知症ってそもそもどのような症状のことをいうの？

パート3 介護現場の認知症ケアの基本ルール

パート4
介護スタッフの教え方・やる気の高め方ＯＪＴ入門

パート5 認知症ケアの質を高めるための発声・発音のトレーニングと接客サービス

パート6
認知症ケアのスペシャリストになるための資格

パート1
介護現場の認知症ケアの課題にはどのようなものがあるのか

1 認知症ケアを行う介護専門職にはどんな使命があるの？

●ケアの専門職に必要な「アドボカシー」ってなに？

介護リーダーと介護スタッフ（以下、リーダーとスタッフ）による会話形式で、認知症ケアのポイントについて見ていきましょう。

介護リーダー　「認知症ケアにはアドボカシーという考え方が欠かせません。では、いったいアドボカシーはどのようなことだと思いますか？」

介護スタッフ　「詳しいことはよくわかりませんが、『代弁者』のことですか？」

リーダー　「アドボカシーとは、ケアにおける倫理上の概念です。特に認知症ケアでは大切にしなければならないことです。
私たちは、認知症の方の訴えを積極的にサポートする必要がありますから、あなたの言う通り代弁者の役割が期待されているわ」

アドボカシーとは、健康の保持増進、疾病の予防、健康の回復、苦痛の緩和を行い、生涯を通してその最期まで、その人らしく生を全うできるように、援助を行うことです。

スタッフ「擁護することと支持することが、アドボカシーなんですね」

リーダー「そうね。そのとおりよ。

それでは、倫理とはどういうことかしら？」

スタッフ「人間として、してはいけない行為ですか？」

リーダー「それと、しなければいけないことはすることです」

●認知症ケアを進めるうえで必要な倫理とは何か

ケア理論家のフライは、ケアを行う専門職にとって、倫理とは、

①アドボカシー

②アカウンタビリティ

③協働性

④ケアリング

の４つだと主張しています。一つずつ見ていきましょう。

①アドボカシー

重要な訴えを積極的にサポートすることで、代弁者の役割が期待されています。

②アカウンタビリティ

実践に対する個人的責任を果たすこと、自らの判断や行動について正当化し、説明をすることの2つの側面を持っていて、説明を含む行為に対する責任のことです。

③協働性

質の高いケアを達成するために、他の人々と共に、積極的に活動することです。

④ケアリング

共感、関心、慈しみ、ストレスの軽減、安らぎ、保護といった要素を含むケアのあり方のことです。

ケアリングはあらゆる営みに付随すべき特徴です。

スタッフ「アボカドとかフライとか食べ物みたいです」
リーダー「そうよ、介護専門職の栄養よ。アドボカシーですけどね」
スタッフ「介護の言葉ですか」

リーダー「今やね。医療や看護の用語だったけれど、今は、ケア全般で使用されているわ。そもそもは法律用語だったようよ」

●アドボカシーはもともと法律用語だった

法律では、弁護士あるいは法的カウンセラーの役割のことで、依頼人の利益のために成す行為をアドボカシーと言います。アドボカシーの始まりは、1960年代のアメリカで公民権運動や消費者運動がおき、それから権利運動へと発展しました。

医療界でも患者権利が主張されるようになり、意思決定における患者の自律性が強調され、インフォームド・コンセントが柱と考えられるようになりました。そこで看護職の新たな役割としてアドボカシーが考えられるようになったのです。2003年に日本看護協会は倫理綱領を改定し、第4条に規定しました。

倫理綱領第4条　看護者は、人々の知る権利及び自己決定の権利を尊重しその権利を擁護する。

〈看護者の役割〉

①自己決定の権利を擁護するために、病状や情報を十分に患者がわかるように説明する

②知り得た情報を十分に理解し、受け入れられるように支援する

③意思表示をしやすい場づくりや調整、他の保健医療関係者への働きかけを行う
④必要に応じて代弁者の機能をする
⑤患者が知らないでいることを選択した場合、できる限り事実と向き合い自己決定できるように支援する

リーダー「私たち認知症ケアをする専門職にとってアドボカシーとは、認知症の方の権利を擁護することです。自己決定を支援することもアドボカシーですから、仕事には欠かせないわよ」

スタッフ「はい。勉強します」

② 認知症ケアは「利用者をまるごと理解すること」って教わったけど、どういうこと？

介護リーダー　**「介護福祉士は、ケアの専門職でしょ。利用者に丁寧にケアをしてね、と教えたけれど、あらためてケアとはなにかについて話し合ってみましょうか」**

介護スタッフ　**「はい。私もケアという言葉をよく使いますが、何でもかんでも認知症ケア、看取りケアと言っているだけで、本当は、曖昧に使っていたかもしれません。介護リーダーには、利用者一人ひとりに対して全人的なケアをしなさいと教えていただきましたが、どういうことでしょうか？」**

リーダー　「そうよね。実は私もケアという言葉を曖昧に使っていたかもしれませんね。全人的ケアとは、細やかな心くばりと、具体的な援助行為によって、利用者を励ますことかな。利用者の全生活にかかわって支援することね」

スタッフ　「リーダーが認知症ケアは、利用者をまるごと理解するということと教えてくれましたが……、ピンとこなくて」

リーダー　「まるごととは、英語で言うと、ホリスティック（Holistic）、全体的ということなのだけど……そうか、隣人愛よ。ケアとは隣人愛よ」

スタッフ「隣人愛って、隣の人を愛すということ……でも好きになれない人もいるから」
リーダー「汝、隣人を愛せよ」

ケアは隣人愛です。

聖書には「善きサマリア人」の話があります（新約聖書　ルカ10、30〜35）。サマリアの人が、強盗に襲われた旅人（ユダヤ人）を助けました。ユダヤ人とサマリア人は歴史的に対立関係にあり、犬猿の仲でした。隣人愛の精神は、中世の修道院の活動にも受け継がれています。

善きサマリア人の隣人愛は5つあります。

①自発的な行為です。
一方的な命令や義務感や責任を感じて行ったのではありません。自分自身が自らの心を動かして、自発的に思い立った行為です。

②愛情を持ってよく相手を「ケア」することです。
旅人を冷ややかに観察するのではなく、相手にかかわって心の中で触れ合うという関係を創りました。相手の気持ちになると言ってもよいのですが、心の底から共に生きていることを感じ合える愛情があってこそできることです。

③自分が隣人になるという行動をすることです。
　共に「いま、ここに」いるという実感を共有することです。頭で想像した隣人がいるという程度の観念的な愛ではありません。共に全身が響き合うような生命の躍動を感じ合っていることなのです。

④共にいるという心の触れ合う関係をさらに深め、お互いの心が平和になっていくことです。
　共にいるという共感によって心の動きが変化します。心の動きは共感することによって、お互いが心から癒され、平和な心境を創り出すようになっていきます。お互いが生きる意味を見直す機会を持つことにもなります。

⑤隣人愛は相手を選びません。
　愛は差し出す相手を選んだりはしません。命の尊さを熟知した人の隣人愛の行為には、区別や境界はありません。自分にとって利益になる相手であるとか、相手は自分をどう思っているかなどの邪推はいらないのです。

リーダー「大切なことは、認知症ケアとは、認知症の方の人生観と向き合うことでもあるのです」

スタッフ　「リーダーが、純粋に生命に関わっていくことが認知症ケアだ、と言っていた意味が少しわかったような気がします」

リーダー　「そう、よかったわ。認知症ケアは、隣人愛の発露です。かけがえのない生命を守るために、病気と向き合っている人とかかわりながら、具体的、個別的、即時的に生活の統合的支援をしていく活動です」

空気の調整、身体の清拭、排泄介助、食事の世話、静けさの環境整備、心の不安さの緩和、癒しのはたらき、社会復帰への援助、家族や地域社会との連携など統合的にかかわっていく行為が認知症ケアです。

人間の全存在に直接かかわる行為であり、認知症ケアの仕事は全人的関係を持つ尊い仕事だ、と言い切ることができます。

リーダー　「生活の日常的支援、空気、陽光、暖冷、静けさの確保など、直接に関係のないことに見えるものが、実はもっとも利用者に求められています。認知症ケアは、葛藤の中にいる利用者に対して、慰めと癒しと励ましによって支援することです」

スタッフ　「利用者の心と〝互いに響き合う（＝共響）〟ことができるようになりたいと思います。認知症ケアの仕事は、人間との出会いであり、生命との〝共響〟のプロセスを経験する職業なのですね」

3 認知症の方に共通するケアの課題とは

介護リーダー　「認知症の方に共通するケアの課題にはどのようなことがありますか。利用者の課題をカンファレンスで討議しているから理解していると思うけど」

介護スタッフ　「日々のケアが欠かせないとかです」

リーダー　「そうね。そもそも介護は日常生活の介助だから、認知症の方にも日常生活に対するケアは必要よね。これがまず1つね。それから……」

スタッフ　「徘徊ですか？」

リーダー　「そうね。これで、2つ。迷子になるからね、見守りが必要ね。地域の方の協力を得て構築したでしょ」

スタッフ　「徘徊SOSネットワークですね」

リーダー　「かつてはそういう表現をしていたけれど、高齢者の見守りネットワークね。それから、カンファレンスでアクシデントやヒヤリハットのケースが出るじゃない」

スタッフ　「転倒ですね」

リーダー　「骨折することもあるし、身体合併症をおこしやすいから転倒防止はケアのテーマね」

スタッフ「そうでした。ああ、それから、この前のカンファレンスでレポートがありましたが、虐待です」

リーダー「そうなのよ。認知症の方は虐待を受ける側になりやすいから要注意よ」

スタッフ「どうして、受けやすいのですか?」

リーダー「他の利用者がコミュニケーションを取りづらいからかな。いじめているつもりではないでしょうけどね」

スタッフ「私だけなのかも知れませんが、私もコミュニケーションが取りづらくて、本音を言うと、結構まいってしまうことがあります」

リーダー「それは困るわ。認知症ケアは精神的だけではなく、身体的にも負担がかかるから、介護者のメンタルケアも大切なことよ。困ったことがあったら、溜めないで、私に相談して下さい」

スタッフ「わかりました」

介護施設の利用者に限定しないとすると、認知症の方には次のような課題があります。

①悪質訪問販売に巻き込まれやすい
②運転免許更新時に認知機能検査が必要
③高齢者だけではなく、若年性認知症の方に対するケアが必要

●認知症ケアについてのまとめ

リーダー「それでは、認知症ケアに対する留意点をまとめてみましょう」

スタッフ「施設の職員の立場からすると、まとめの第一としては、家族だけでは認知症ケアは困難ですから、どうぞ介護サービスを積極的に利用して下さい、です」

リーダー「いいこと言うわね。でも、そのとおりです。私は、認知症の方と私たち介護職に対して、有効な支援策あるいは援助を地域全体で考えてほしいと思っています」

スタッフ「施設としても地域に訴えましょうよ」

リーダー「そうしたいわ。あとね、認知症は、早期発見、早期治療で進行を遅らせることができるということも訴えたいわ。地域全体として真摯に考え、実践していきたいことがあります。それは、認知症は病気であり、治る認知症もあるということを知ってもらいたいということです」

4 地域で連携して対応する認知症ケアとはどのようなものですか

介護リーダー　「認知症ケアは施設だけで対応できるケアと、地域と連携しないとできないケアもありますね」

介護スタッフ　「地域連携と言うと、地域ぐるみの見守りなどですか？」

リーダー　「認知症ケアに対する地域連携で最も重要なことは、地域ぐるみで認知症が病気であるということを共有することです。まずは、病気を知るということでしょうね」

スタッフ　「病気を知るって、認知症に関する知識を学習するということですか？」

リーダー　「もちろん、認知症に関する知識もだけれど、病気を知るというよりも病気と向き合うということかな。病気と向き合うためには、次のような〝6つの手順〟が必要です」

●病気と向き合うための6つの手順

病気を知り、病気と向き合うための手順は、次のように6つあります。

①診断内容を知る
②検査結果を知る
③治療方法を知る
④本人と家族を支える
⑤ケアの質を向上させる
⑥地域ぐるみで支える

スタッフ　「地域ぐるみで支えるといっても、私たちだけでは難しいですよね……」
リーダー　「そうよね。地域連携は、地域包括支援センターが中心になってもらわないと難しいのだけど、私たち施設も積極的に関わることが大事ね。地域の情報が必要になるから、地域包括支援センターにお願いして、地域資源マップを作成してもらうことなども必要ね」
スタッフ　「認知症に対する取り組みと支援が必要ということですね」
リーダー　「そのためには、認知症に対する偏見をなくし、認知症を地域社会で支える仕組みを構築することです。施設でできることとしてどんなことがあるかしらね？」
スタッフ　「徘徊模擬訓練とか、自然災害に対する被災予防訓練とか」
リーダー　「確かに徘徊対策よね。徘徊はまれに起こるものではなくて、いつも起こると思っていないといけないことね。それはそうと、徘徊模擬訓練は『見守りＳＯＳ模擬訓練』に、それから徘徊は『一人歩きで道に迷うこと』にしましょうね。地域包括支援センターにお願いして、傾聴ボランティア、見守りＳＯＳなどの支援をしてくれる方などと連携していきたいわね。それと、私は、地域包括支援センターには特にお願いしたいことがあるのよ。これまでもお願いしてきたことなのだけれどね……」

スタッフ「なんですか？」

リーダー「それは、地域におけるひとり暮らしの高齢者対策です」

●認知症の方を支えるための地域づくりの進め方

認知症に対する地域づくりとしては、次のようなことが基盤となります。

①地域包括支援センターを中心にした、地域力向上のためのネットワークづくり
②認知症専門のケアマネジャーの育成
③医療機関を組み込み、医師を巻き込んだ連携システムの構築
④認知症ケアの質向上のための継続的研鑽会の開催
⑤医療や介護によるフォーマルケアのさらなる開発、および家族によるインフォーマルケアの充実

パート2

認知症ってそもそも どのような症状のことをいうの？

1 アルツハイマー型認知症ってなに？

介護リーダー　「今日は、認知症そのものについて学習というか、確認をしましょうか」
介護スタッフ　「お願いします。実は、認知症のことあまりわかっていないんです」

リーダー　「認知症は、正常だった脳の機能が継続的に低下することによって日常生活に支障をきたす状態よ」
スタッフ　「脳の機能が低下する要因があるということですね」
リーダー　「認知症は、病気を包括した名称です。原因になる病気によってさまざまな種類があります」
スタッフ　「アルツハイマー型認知症は知っています」
リーダー　「そう、４大認知症の１つですが、最も多いのがアルツハイマー型認知症よ」

●認知症の代表的なものがアルツハイマー型認知症

４大認知症の１つがアルツハイマー型認知症です（以下、脳血管性認知症、レビー小体型認知症、前頭側頭葉変性症の順に見ていきます)。

アルツハイマー型認知症は、認知症の最も代表的な疾患です。高齢者の認知症の過半を占めています。老化による特殊タンパク質の蓄積が原因です。女性の発症リスクは男性に比べて高く、女性が長命であることやエストロゲンの神経保護作用の欠如と推測されています。

アミロイドβ(特殊なタンパク質)が脳内に過剰に蓄積します。徐々に脳内の神経細胞が破壊されます。海馬(記憶をつかさどる部分)から萎縮が始まります。最終的には大脳全体が萎縮します。

スタッフ「アルツハイマー型認知症はどのような症状ですか?」

リーダー「進行するステージとともに変化します。MCIと言われている軽度認知障害、中等度、高度と段階的に症状は悪化します」

スタッフ「それぞれどんな症状が現れるのですか?」

1 MCI(軽度認知障害)で見られる症状

正常レベルと発症までの中間的な時期を軽度認知障害(MCI)と言います。

認知機能の一部に問題はあるものの、日常生活には支障がない状態を指します。適切な治療を受けることによって認知機能の低下を遅らせることもできると言われています。

リーダー「例えば、知っている人あるいは見知っている物の名前が出てこないとか、家族や親戚の名前が思い出せなくなるなどね。他にも、あれ、それなど指示代名詞を使って話すことが増える、約束をした内容を忘れる、約束自体は覚えていても日時などの詳細を忘れてしまう」
スタッフ「利用者のことですけど。最近の出来事をよく忘れるって」
リーダー「そうね。それと、ドラマの粗筋が思い出せないとか、電話で話した内容を部分的に忘れるということもあるのね」

2　初期の症状

次の通りです。

①記憶障害
数分前に言ったことと同じ内容を何度も尋ねたり、話しかけたりするとか、日付や曜日など年月日がわからなくなるなどです。

②物盗られ妄想
通帳、財布、印鑑など大切なものが見つからなくなります。そして、周りの人を疑うこともあります。

家族や介護スタッフなど身近な介護者に疑いの目を向けることもあります。

③うつ状態
趣味や習い事に興味を示さなくなります。
ぼーっとしている時間や日が多くなります。

④取り繕い
忘れたことを取り繕います。
つじつま合わせをして切り抜けます。

⑤実行機能障害
身支度や料理の手順にまごつき、時間がかかるようになります。
電化製品の使い方がわからなくなることもあります。

3 中等度の症状

一人歩きで道に迷うことが起こります。BPSD（行動・心理症状）が最も出やすい時期です。側頭葉から頭頂葉へと変性が広がり、時間や場所がわからなくなる見当識障害も一歩進みます。

リーダー「時間、場所がわからなくなるから、本人の混乱が大きくなります。これはケアをすることによって、落ち着きを取り戻すことができます」

スタッフ「なるほど……」

代表的な症状は次の通りです。

①時間・場所などがわからなくなる見当識障害

②季節感が乏しくなり、真冬に半袖、真夏に長袖を着る

③着替えに介助が必要になる

④道路を裸足で歩く

⑤一人歩きで道に迷う、家の中を歩き回る、外出先から帰れなくなり歩き回る

⑥失行（道具や手足が使えない）が起こる

⑦言葉がうまく使えない（失語）、意味の通らない言葉を言う、言葉が出なくなる

⑧食事が一人で食べられない

⑨失禁・不潔行為が起こる、トイレ以外の場所で排泄をする、排泄物をいじる

4　高度の症状

人物の見当識障害が進み、寝たきりの状態へと移行する段階です。

脳内の大脳皮質の機能が広い範囲で失われていきます。

リーダー　「失外套症候群（しつがいとうしょうこうぐん）の状態になります。この段階になると、眼は動かすがまぶたは閉じずとか、身動きひとつせずということになります。この状態になる前に肺炎や心不全等で亡くなることも多いのです」

スタッフ　「そうなんですか……」

代表的な症状は次の通りです。

①見当識障害（時間や場所がわからなくなる状態）
②配偶者の顔がわからなくなる
③子どもなど身近な人が判別できなくなる
④話しかけても反応しなくなる
⑤表情がなくなる、表情に動きがなくなる
⑥摂食障害、嚥下障害等が進み、食べ物を受け付けなくなる、食べ方がわからなくなる
⑦寝たきりになる、歩行や座位を保つことが困難になる

●認知症ケアのポイント

リーダー「介護者はどのように接したらいいと思いますか？
一番困っているのは利用者ご本人です」
スタッフ「利用者ご本人の尊厳に配慮した接し方が必要ということですね」
リーダー「そうね。具体的にはどのようにするといいと思う？
例えば、同じことを繰り返し聞かれても怒らないといったことですが……」

同じことを繰り返すのは、記憶障害による物忘れのためです。何度も同じことを繰り返す認知症の方に対して、強い口調で「さっきも言いましたよ」などと言うと、認知症の方は、「初めて聞いたのに怒られた」と思い、自分自身を否定された気持ちになります。

リーダー「アルツハイマー型認知症は、健康な人よりも感情をつかさどる扁桃体の反応性が高く感情が敏感です」
スタッフ「怒られたり、叱られたりということが繰り返されると、この人嫌いという感情になり、その人に会うだけで不快な感情が蘇ってしまうのですね。イライラしてしまいます」
リーダー「そうね。感情の記憶は残るために、介護スタッフに対する記憶は『怒りやすい人』となるでしょうね。
同じことを繰り返し聞かれても、否定しないことよ。別の話題に切り替えるといいと思うな」

スタッフ「他にはどのような対応法が必要ですか」

リーダー「断られても無理強いしないことね。
断るのには理由があります。食事を食べないのも入れ歯が合っていないとか、歯茎が腫れているとか、口の中が痛いから食べたくないということもあります。
断わる理由を推察することが大事ということね」

スタッフ「わかりました。私にもできることはしてさしあげたいのですが」

リーダー「いい心がけよ。まずは、私たちが笑顔を保つことかな。そして、利用者に笑顔返しをしていただくことね。笑顔は脳内にドーパミンが放出されますから、意欲ややる気の向上につながりますよ」

スタッフ「私、少しだけ楽器をするのですけど、音楽会というのはどうですか?」

リーダー「いいわね。音楽を聴く、絵を描く、運動する等、心地よい活動を支えることは私たちケアの専門職の役割としてとても大切よ。
その際、本人の役割や出番を作ることね。ケアをするときにも大切なことなのだけど、私たちは、『認知症の方たちが何もしなくてよい状況を作ってしまいがち』です。でも何もすることがなくなってしまったら、認知機能はさらに低下してしまいます。まずは、ご本人の好きなことを見つけ、できそうな役割を作ってみましょうよ。そして、大切なのは『褒めること』かな」

スタッフ「褒めることってすごく難しいです」

リーダー「そうね、褒めることは努力なくしてできないわね。

利用者を褒めることは利用者を受容することよ。

褒められることは人間にとって最大の報酬です。意欲の向上につながります」

スタッフ「努力してみます」

リーダー「褒めることは良いコミュニケーションにつながります。安心感を生むことになるでしょう。

特に褒められることで、私たちとのつながりを実感できる場や時間になるでしょう」

〈参考資料〉
新潟大学脳研究所附属生命科学リソース研究センター・バイオリソース研究部門／アルツハイマー病について（２０１７年）
http://www.bri.niigata-u.ac.jp/~idenshi/research/ad_1.html

❷ 脳血管性認知症とはなにか

介護リーダー　「今日は、脳血管性認知症について学習しましょう」
介護スタッフ　「お願いします」

リーダー　「脳血管性認知症とは、脳梗塞や脳出血が原因で発症する病気です」
スタッフ　「アルツハイマー型認知症は、脳自体が変化する変性性認知症でした。脳血管性認知症は血管障害による認知症ですね」
リーダー　「脳血管性認知症はね、最近では血管性認知症とも呼ばれています。主として、脳梗塞や脳出血、くも膜下出血などの脳血管障害によって発症する認知症です」
スタッフ　「脳の血管が詰まる脳梗塞や血管が破れる脳出血などの脳血管障害による認知症ということですね」
リーダー　「女性に多いのがアルツハイマー型認知症、動脈硬化が進んだ男性に多いのが脳血管性認知症です」

糖尿病などの以下のような持病、発病歴、喫煙など生活習慣があると脳卒中が起こりやすくなりますし、脳血管性認知症が発症するリスクが高まります。

①糖尿病
②高コレステロール血症（脂質異常症）
③心房細動（不整脈）
④高血圧
⑤メタボリック・シンドローム
⑥睡眠時無呼吸症候群

脳血管性認知症のうち、主な原因になるのが脳梗塞です。細い血管が障害されて起きる小血管性認知症タイプが約半数を占めます。

脳梗塞や脳出血になったことをきっかけとして、多くは3ヵ月以内に発症し、状態が階段状に進行するのが特徴です。

1　脳血管性認知症の症状

脳内のどの部分にダメージを受けたかによって症状が変わります。

脳血管性認知症の代表的な症状は以下のとおりです。

①まだら認知症

症状がまだらに出る現象です。脳血管障害で壊れた細胞があるため障害の受け方に差があることが原因で起こります。

リーダー　「時間帯によっても違いが出ます。例えば、朝はハキハキ話せていたのに、午後は心ここにあらずで、言葉も出ないとか、朝にはできた着替えが夜はできなくなっているなどです」

スタッフ　「できるときとできないときとの差が激しいということですか」

リーダー　「急速に症状が現れたら、要注意です」

②運動機能障害

初期の段階で運動機能に障害が出ることが多くあります。歩行障害、言語障害、嚥下障害など範囲が広い症状です。

リーダー　「物を飲み込めない嚥下障害。手足のしびれ、片麻痺。すくみ足、小刻み歩行、無動などの特徴があります」

スタッフ　「どのような状態を観察したらいいですか？」

リーダー　「そうね。呂律（ろれつ）が回らないとか」

③注意障害

前頭葉機能の低下により注意障害が起きます。集中力が保てず疲れやすくなることや、また、集中はできても他の対象に適切に注意を向けられないといった症状が起こります。

複数のことを同時に行うデュアルタスク（二重課題）の遂行能力が低下します。複数の刺激に対して注意を払えないためです。

リーダー「長谷川式認知症スクリーニングテストＨＤＳ‐Ｒは知ってるよね。ＨＤＳ‐Ｒでは、記憶や見当識、言語の評価項目が重点化されるため、脳血管性認知症に特徴的な注意障害を評価しにくい側面があることを覚えておいてね」

スタッフ「そうなんですね」

④遂行機能障害（実行機能障害）

遂行機能障害により、作業を順序立てて効率よく行うことができなくなります。

リーダー「段取りが悪くなります。ＨＤＳ‐Ｒには、『野菜の名前』を答えてもらうという設問があるでしょ」

スタッフ「言葉の流暢性を調べる検査ですね」

リーダー「遂行機能障害があると野菜の名前がスラスラ言えなくなります」

⑤抑うつ状態

抑うつ状態が見られます。気分の落ち込みが激しくなります。

リーダー「脳血管性認知症の初期には、できないことやわからないことがはっきりしてきます。その状態にショックを受けて、無気力、悲観的、うつ状態になることもしばしばです」

スタッフ「夜間せん妄もそうですか?」

リーダー「そうです。夜になると意識障害を起こして取り乱します。昼夜逆転する場合もあります」

⑥情動調節障害(感情失禁)

喜びや怒り、悲しみといった感情のコントロールが効かなります。

感情機能をつかさどる前頭葉の血流が阻害されることが原因です。

リーダー「例えば、あいさつをしただけで泣くなどです」

スタッフ「そぐわない感情が出るということですね」

リーダー「そのとおりです」

脳に刺激を受けると勝手に反応してしまい、感情が溢れ出てしまいます。自らの意思にかかわらずに反応します。

リーダー　「その他にも、ささいなことで怒る、歯止めが効かなくなる、喜怒哀楽の変化が激しいとか喜怒哀楽の間に表情がなくなることがあります」

スタッフ　「表情がなくなる……」

●認知症ケアのポイント

リーダー　「まだら症状とはどのようなことか理解して下さい」

スタッフ　「さっきできていたことができないのは、なぜって思うことがあります」

リーダー　「しっかりした部分に、どうしてこんなことをするのかという言動が入り混じるためです。歯がゆく感じることもあるでしょうね。症状にムラがあることを理解し、落ち着いて対応して下さい。利用者の混乱を最小限に抑えることができます」

スタッフ　「怒りっぽくなることがよくあります」

リーダー　「脳血管性認知症だから感情障害は当然と思わないことね。さまざまな喪失体験が引き金になって、意欲低下や感情の不安定さが起きていると理解して下さい。特に、孤立させないように注意することね」

プライドが高く、かたくなに自己主張をします。孤高に生きたいと思う傾向があります。

リーダー　「うつ状態に陥りやすいからでしょうが、人との接点が減り、その結果、自発性が失われる。つまり、負のサイクルに陥りがちです」

スタッフ　「どうしたらいいのでしょうか？」

リーダー　「そうね。静かな環境で、個室あるいは気の合った者同士の二人部屋を用意したらどうかしら。ゆっくりとしたペースで、一定の距離をとりながら個別ケアをして下さい」

スタッフ　「そうします。そうそう、リハビリに消極的です。楽しさ重視のリハビリをと思っているのですが、上手くいかなくて」

リーダー　「言葉や歩行などの運動機能改善、認知機能改善にはリハビリテーションは有効です。確かに、不安やうつ状態からリハビリを拒否することも少なくありません。あなたが考えたとおり、症状改善重視のリハビリではなくて、楽しむことを重視したリハビリが良いでしょうね。少人数で参加しやすい雰囲気をつくって、楽しいリハビリを行っていきましょう」

スタッフ　「そうだ。管理栄養士が教えてくれましたが、食生活や生活習慣を見直して下さいって」

リーダー「素晴らしい提言ね。脳梗塞などの再発は症状悪化の大きな原因です。血圧やコレステロールが悪化しないように、食生活や生活習慣を見直しましょう。定期的な医療機関受診を促進して、糖尿病を防ぐようにしましょう」

脳血管性認知症を予防しましょう。

高血圧や糖尿病、動脈硬化といった生活習慣病は脳血管性認知症の最大の危険因子です。以下の5つのポイントを押さえたケアをしましょう。

①バランスの取れた食事
1日3食、規則正しい食事の介助をしましょう。

野菜は1日350グラム以上、肉より魚、塩分や脂肪を摂り過ぎないようにすることです。

②運動習慣
軽いウォーキングや体操など、利用者に合った運動を支援し、継続的にケアをしましょう。

日常生活において積極的に身体を動かすようにしましょう。

③十分な睡眠

睡眠不足は、疲労感や判断力の低下、ストレスの増大など生活の質に悪い影響が出ます。

④酒は控えめ、禁煙を心がける

酒やたばこは血圧を上昇させて動脈硬化を促進します。

気を紛らわす方法を見つけてもらい、禁酒・禁煙を推進しましょう。

⑤ストレスを溜めない

趣味や好きなことをする時間を持つように支援しましょう。

利用者とコミュニケーションを密にして、不満が溜まらないようなケアが大切です。

〈参考資料〉

『認知症疾患診療ガイドライン２０１７　第14章血管性認知症』（日本神経学会ホームページ参照）

https://www.neurology-jp.org/guidelinem/degl/sinkei_degl_2010_07.pdf

3 レビー小体型認知症とはなにか

介護リーダー　「今日は、レビー小体型認知症について見ていきましょうか」
介護スタッフ　「お願いします」

リーダー　「レビー小体型認知症は、小阪憲司先生が発見しました。１９９６年に国際的な診断基準が確立されました。そして、世界中で理解されるようになった比較的新しい疾患です」

スタッフ　「高齢者の認知症において、アルツハイマー型認知症に次いで2番めに多い疾患ですね」

リーダー　「女性よりも男性のほうが2倍ほど発症しやすく、生真面目で勤勉な人ほどなりやすいと言われています」

病理学的な観点から「レビー小体病」という包括的呼称になりつつあります。特殊タンパク質レビー小体の蓄積が原因です。

レビー小体の主成分は、αシヌクレイン（タンパク質）です。レビー小体は、嗅覚をつかさどる嗅球や脳深部の脳幹から出現して大脳皮質へと広がります。

脳のほかに、自律神経にもレビー小体は早期に出現するため、便秘、起立性低血圧、排尿障害、発汗障害といった自律神経症状が起こりやすく全身疾患としてとらえる必要があります。

レビー小体病には、レビー小体型認知症だけでなく、レビー小体の出現をともなうあらゆる疾患が含まれます。

レビー小体型認知症は2種類あります。

①通常型
アルツハイマー型認知症に近く記憶障害が目立ちますが、パーキンソン症状が出にくいのが通常型です。
②純粋型
純粋型は、記憶障害が目立たないため他の病気と誤診されやすいのです。通常型と純粋型では治療面においても微妙な差異があります。

1　初期症状

物忘れよりも幻視が見られます。
リーダー「認知症というと物忘れと思いがちでしょ」

スタッフ「はい」

リーダー「レビー小体型認知症の場合は違います。初期症状としては、物忘れは目立ちにくく、幻視が見られます。初期段階で幻視が見られるのは3割強程度です」

スタッフ「幻視とはどういうことですか?」

リーダー「幻視は、実際には存在しないものが見える症状です。レビー小体型認知症の場合、人や虫、動物などが本物のようにリアルに見えることが特徴です」

2 レビー小体型認知症の症状

人によって現れる症状の数、種類、出方も異なります。初期は記憶障害が目立たない場合も多く、アルツハイマー型認知症のような認知症だとは認識されにくいことがあります。特徴的なものを説明します。

①認知機能の変動

頭がはっきりとして調子が良いときと、頭がぼんやりとして調子が悪いときが、分単位、時間単位で繰り返して起こります。

リーダー「体調がよく会話もスムーズな日もありますし、体調が悪く反応が悪い日もあります。その差が激しいのです」

スタッフ「どのようにケアをしたらいいですか？」

リーダー「一見、しっかりしているように見えても、無理をさせないようなケアが必要です」

②パーキンソン症状

レビー小体による障害が脳の脳幹におよぶとパーキンソン病に似た症状が現れます。

スタッフ「どのような症状ですか？」

リーダー「例えば、筋肉がこわばる、動作が遅くなる、じっとしていて動かなくなる、歩き方が小刻みになる、顔の表情変化が少なくなり、感情が読み取りにくくなるなどです」

スタッフ「端的にわかる判別法はありますか？」

リーダー「身体のバランスを崩し転びやすくなります」

③生々しく繰り返す幻視

レビー小体型認知症の大半の人に幻視が認められます。

リーダー「人や動物、虫といったものが鮮明に見え、繰り返し現れることが特徴です。本人には現実として見えているような体験をしています。部屋の中に知らない男性が立っている、ご飯の上に虫が何匹も這っているなどです」

④レム睡眠時行動障害

夢に反応して大きな声で話したり、叫んだり、寝ながらあばれたりします。

スタッフ　「原因は何ですか？」

リーダー　「筋肉を抑える機能が低下し、浅い眠りであるレム睡眠時に筋肉を動かしてしまうことが原因と考えられています」

レビー小体型認知症を発症する前から現れることもあり、前駆症状としても注目されています。

⑤自律神経症状

初期から自律神経系の症状が生じます。

自律神経の機能が低下することで身体のさまざまな機能の調整ができなくなります。

スタッフ　「どのような症状ですか？」

リーダー　「頭痛、耳鳴り、多汗、無汗、手足の冷え、動悸、便秘、食欲不振、倦怠感、微熱、低血圧、失神などよ」

⑥うつ状態

レビー小体型認知症の初期症状として出やすいのがうつ症状です。

リーダー「気分が沈み、喜びを感じにくくなるし、無気力にもなります。レビー小体型認知症の場合、物忘れが目立ちにくいため、初期ではうつ病と誤診されることもあります」

⑦薬剤過敏

薬が過剰に効きすぎてしまう薬剤過敏です。

リーダー「風邪薬でも、効きすぎて寝込んでしまうこともありますからね」

スタッフ「服薬指導のときには十分に注意をしないといけないということですね」

リーダー「それと観察ね。おかしいと思ったら、すぐに、私に連絡して下さい」

⑧妄想

被害妄想や嫉妬妄想が生じます。

リーダー　「大切なものを盗られてしまったと思い込むのが被害妄想ね、浮気の現場を見たなどというのは嫉妬妄想ね」
スタッフ　「誤認ですか？」
リーダー　「そうね。妄想をともなう誤認があることが特徴ね」

レビー小体型認知症の妄想には、幻視も関係していると考えられています。

⑨認知機能障害
注意力が低下します。

リーダー　「好きだった料理が苦手になるなどの症状が出るわね。物忘れなどの記憶障害も症状の経過とともに現れます。判断力や理解力が低下してきます」
スタッフ　「だんだんと日常生活がしづらくなるということですね」

●認知症ケアのポイント

レビー小体型認知症で見える幻視は、利用者には本物と同じに見えています。

リーダー　「あなたと私も目の前に虫や人が突然現れたら混乱してしまうでしょ。否定しないことが大切です。ケアのポイントは、見えている内容や訴える症状を否定しないで聞きましょう」

そして、恐怖心を和らげるために声かけをします。幻視を追い払うしぐさをすることで幻視が消えることもあります。

①幻視を予防する

例えば、居室づくりです。居室の暗がり、影、床や壁のシミなどが錯覚を起こしやすくしています。居室環境を改善することによって幻視や見間違い予防をします。

リーダー　「居室環境を改善するとしたら、どうしたらいいと思う?」

スタッフ　「そうですね。部屋を明るくするとか、壁紙を柔らかい色調の無地のものにするとかですか」

リーダー　「そういうことよ。モデル居室を作ってみましょうね」

②不安を受け止める

妄想の背景にあるものの一つは不安です。
嫉妬妄想も物盗られ妄想も背景にあるのは不安や混乱です。

リーダー「ケアは、ともかく優しく接することです」
スタッフ「はい、優しくですね！」

③観察する
向精神薬で症状が悪くなることがあります。薬剤過敏のため、少なめに服薬しても過敏に反応する場合があります。

リーダー「抗うつ剤、パーキンソン病治療薬などの服薬指導には、薬の作用と副作用をよく理解したうえでよくよく観察しましょう」

最適な薬と量を見つけていく努力も介護職の役割です。

④工夫する
パーキンソン症状ではつまずきやすくなります。

リーダー「なんといっても重要なのは、転倒予防です。バリアフリー化することで転倒リスクを少なくします。玄関、風呂、トイレ、階段に手すりやスロープを付けるなどね。日々のケアではどうしたらいいと思いますか?」
スタッフ「床にものを置きっぱなしにしない、定位置定収納を徹底するなどです」
リーダー「そうよ。日々のケアが大事です」

⑤ストレスを減らす
精神的なストレスが溜まると、自律神経が乱れやすくなり、他症状の悪化にもつながります。
リーダー「利用者のストレスを緩和するためには、安心できる人間関係の構築です。それと、私たちが病気の特徴をよく知ることね」
スタッフ「はい、わかりました」

〈参考資料〉
『完全図解 新しい認知症ケア 医療編』(河野和彦著・東田勉編集/講評社刊)
『ぜんぶわかる認知症の事典』(河野和彦著/成美堂出版刊)

4 前頭側頭葉変性症とはなにか

介護リーダー　「ここでは、前頭側頭葉変性症について見ていきましょう」
介護スタッフ　「お願いします」

リーダー　「前頭側頭葉変性症は、変性性認知症を包括した概念です。主たる徴候は、人格変化、行動障害、言語障害です」
スタッフ　「何が原因ですか？」
リーダー　「原因は、前頭葉と側頭葉前部の病変ね。前頭葉と側頭葉が萎縮する進行性の認知症です。臨床の視点からすると、１００％ではないけど、ほぼピック病と言われています。３つに大別することができます」

前頭側頭葉変性症は、３パターンに分けることができます。

①前頭側頭型認知症
人格変容や行動障害が生じます。
万引きをしてしまうなど、社会のルールがわからなくなります。

②進行性非流暢性失語

言葉に詰まり、言葉の意味はわかっても流暢に話せないことがほとんどです。

③意味性認知症

聞き返すことが多くなり、意味を理解することができなくなります。

1 前頭側頭型認知症（ピック病）

リーダー 「前頭側頭型認知症と意味性認知症は、国の定める難病に指定されています」

スタッフ 「そうなんですね。前頭葉は、理性的なふるまいを保つところですね。前頭側頭型認知症はほとんどがピック病ということですが、ピック病のことを教えて下さい」

リーダー 「前頭葉は、衝動的な反応を抑えるし、意欲や計画性をつかさどるところでもあるのよ。ほとんどがピック病といったけど、大方はそうね」

スタッフ 「ピックって何ですか？」

リーダー 「変性した神経細胞内のピック球、つまり異常構造物が出現します。ピック球がなくても前頭葉や側頭葉に萎縮が生じる認知症もあります。ピック球は、ピック病全体の半数程度だそうよ」

スタッフ 「前頭葉の機能が低下することで、どのような症状が起こりますか？」

リーダー 「病識の欠如や無関心、脱抑制、自発性の低下、常同行動、食行動の異常などね」

スタッフ「普段、使わない用語が多いですね」
リーダー「そうね。専門用語よね。資料があるから、目を通しておいて下さい」

以下は前頭側頭型認知症（ピック病）の症状です。

①病識の欠如や無関心
病初期より病識（病気の自覚）は欠如している
病感（自分が病的な状態にあることを自覚していること）すらまったく失われていると感じられることも多い
他人の思考や感情を推察できないため、他者に対して無関心になる
（※病識…症状はむろんのこと、なぜこのような状態になったかを理解し、改善するための努力を惜しまないことを病識があると言います。
病感…症状を理解し、病的であるかそうでないかを見分けられる能力を持っている場合を病感があると言います）

②脱抑制――社会のルールがわからなくなる
注意の持続困難（落ち着きがない）
日常的な無感情と不意におとずれる感情の爆発

社会的な関係や周囲への配慮が見られない
関心がなくなると部屋から勝手に出ていく
万引き、無銭飲食、放尿、本能や気分の赴くままにふるまう
カラオケのマイクを離さず、人に譲らない
過ちを指摘されても、悪気なく同じ行為を繰り返す

③自発性の低下
物事に無関心、おっくうになる
会話をしなくなる
それまで読んでいた新聞や雑誌を読まなくなる
質問をしても真剣に考えず、すぐに「わからない」などと返事する
入浴を嫌がるようになり、無理に勧めると興奮が見られる

④常同行動
同じ行為を繰り返す
同じコースをひたすら歩く
紙に同じ文字を書き続ける
絶えず膝を手でこすり続けたり、手をパチパチと叩いたりする

毎日、決まった時間に散歩をするなど、決まった行動をする

⑤易刺激性
周囲の言動に刺激を受けやすい
相手の動きを無意識にまねる
視角に入ってきた看板の文字をいちいち読み上げる
相手の言葉をそのままおうむ返しに応える
何かの文句につられて即座に歌を歌い出す
眼前に置かれた物品を了解を得ることなしに勝手に使用してしまう

スタッフ「私にもありそうなことですが沢山ありますね。どれもこれも良くないことですね。何か、統合失調症みたいですね」
リーダー「そうなの。統合失調症と間違われることもあるわね。良くないということではなくて、病気による症状なのよ」
スタッフ「わかりました。心します」
リーダー「でもね、あなたが言う良いところもあるのよ。記憶や見当識は保たれているから、すごいなと思うかもしれない。最近の出来事はよく覚えているし、日付や時間を間違えないし、人の名前も間違えないとか、道や部屋などの場所は覚えているなどね」

スタッフ「そうですか。すごいなと思ってしまいますね」

リーダー「もう1つ、食行動の異常があります。食欲増加は、早期に認められます。チョコレートやジュースなど甘いものを多量に摂取するようになります。食事速度が速くなるわね。これは十分に咀嚼しないで嚥下するためです」

スタッフ「この前、よく観察しなさいと助言を受けたときですが、食事介助をしていて気付いたことがあります。特定の食べ物に固執していたように思えました」

リーダー「そうよね。少品目の食品や料理に固執していたでしょ」

スタッフ「そうでした」

●前頭側頭型認知症（ピック病）のケアのポイント

反社会的行動は病気の症状の一つととらえる必要があります。

リーダー「困った行動を目にしたときの私たちの態度というか、受け止め方がケアのポイントになります。

盗癖のある人、低俗な人格とパターン化してとらえてしまうことがいちばん良くありません」

スタッフ「脳機能の障害と受け止めることですね」

リーダー「運動麻痺や言語障害となんら変わらないと理解して下さい」
スタッフ「介護職として留意すること、ケアのポイントを教えて下さい」
リーダー「そうね。
次の6つのポイントを押さえておいてね」

■ケアのポイント

①先取りする

行動がワンパターンになります。

万引きを語気強く叱っても効果はありません。

悪気がないために同じことを繰り返します。

普段から興味のあるものを用意しておいて、関心を引くことで治まることがあります。

②毅然とした態度をとる

生命にかかわる行為には毅然とした態度でやめさせます。

「だめです」「やめてください」

と諌め、態度や表情に出して介護職の意志を伝えましょう。

こうした介護職の全体の雰囲気から意思が通じることもあります。

③利用する

常同行動を上手に利用することも効果があります。規則正しい生活サイクルとして慣習化するようにします。

例えば、スケジュールを壁などに貼っておき、散歩や食事などの時間ごとに声かけをするなどです。

④担当を固定する
これはなじみの人間関係を作るためです。できるだけ同じ場所で、相性の良い職員に対応して接してもらうことで安心につながります。

⑤いつもの空間づくり
過ごしやすい「いつもの空間」を保持することです。

できるだけ静かで刺激の少ない、落ち着いて過ごせる「いつもの空間」環境を保持します。

⑥食事時は見守る
食べ物を管理します。目につく場所に必要以上の食べ物を置かない、むせたり窒息しないように食事時は見守るなどのケアが必要です。


〈参考文資料〉

『外来のご案内、↓前頭側頭型認知症の「症状について」「ケアのポイント」』（国立病院機構独立行政法人 菊池病院ホームページ参照）

パート3
介護現場の認知症ケアの基本ルール

❶ 介護の崩壊につながる介護現場の虐待をなくすためにすべきこと

1　高齢者虐待

虐待をなくすためには、まず虐待とは何かを理解する必要があります。

リーダー「私たちの業務にはコンプライアンスは絶対よ。そこで、高齢者虐待防止法について確認してみましょう」

スタッフ「はい」

リーダー「他者からの不適切な扱いにより権利・利益を侵害される状態や生命、健康、生活が損なわれるような状態に置かれることが虐待ですが、養護者による高齢者虐待とは、養護者が養護する高齢者に対して行う行為です。

老人福祉法および介護保険法に規定する養介護施設、または養介護事業の業務に従事する職員が行う5つの行為を虐待と言います」

【5つの行為】

①身体的虐待

高齢者の身体に外傷が生じ、または生じるおそれのある暴力を加えること。

②介護・世話の放棄・放任

高齢者を衰弱させるような著しい減食、長時間の放置、養護者以外の同居人による虐待行為の放置など、養護を著しく怠ること。

③心理的虐待

高齢者に対する著しい暴言、または著しく拒絶的な対応、その他の高齢者に著しい心理的外傷を与える言動を行うこと。

④性的虐待

高齢者にわいせつな行為をすること、または高齢者をしてわいせつな行為をさせること。

⑤経済的虐待

高齢者の親族が当該高齢者の財産を不当に処分すること、その他当該高齢者から不当に財産上の利益を得ること。

スタッフ　「こんなにあるんですね。
　具体的にはどのような行為ですか？」

リーダー　「例示するわね」

●高齢者虐待の例

①身体的虐待

暴力的行為などで、身体にあざ、痛みを与える行為や、外部との接触を意図的、継続的に遮断する行為。

具体的な例

・平手打ちをする、つねる、殴る、蹴る、無理矢理食事を口に入れる、やけどをさせる
・ベッドに縛り付けたり、意図的に薬を過剰に服用させたりして、身体拘束、抑制をする

②介護・世話の放棄・放任

意図的であるか、結果的であるかを問わず、介護や生活の世話を行っている家族等が、介護・世話の提供を放棄または放任し、高齢者の生活環境や、高齢者自身の身体・精神的状態を悪化させていること。

具体的な例

・入浴しておらず異臭がする、髪が伸び放題だったり、皮膚が汚れている
・水分や食事を十分に与えられていないことで、空腹状態が長時間にわたって続いたり、脱水症状や栄養失調の状態にある
・室内にごみを放置するなど、劣悪な住環境の中で生活させる

・高齢者本人が必要とする介護や医療サービスを、相応の理由なく制限したり使わせない
・同居人による高齢者虐待と同様の行為を放置すること

③心理的虐待

脅しや侮辱などの言語や威圧的な態度、無視、嫌がらせ等によって精神的、情緒的苦痛を与えること。

具体的な例

・排泄の失敗を嘲笑したり、それを人前で話すことなどにより高齢者に恥をかかせる
・怒鳴る、ののしる、悪口を言う
・侮辱を込めて、子供のように扱う
・高齢者が話しかけているのを意図的に無視する

④性的虐待

本人との間で合意が形成されていない、あらゆる形態の性的な行為またはその強要。

具体的な例

・排泄の失敗に対して懲罰的に下半身を裸にして放置する
・キス、性器への接触、セックスを強要する

⑤経済的虐待

本人の合意なしに財産や金銭を使用し、本人の希望する金銭の使用を理由無く制限すること。

具体的な例

・日常生活に必要な金銭を渡さない、使わせない
・本人の自宅等を本人に無断で売却する
・年金や預貯金を本人の意思や利益に反して使用する

養介護施設または養介護事業とは、『養介護施設又は養介護事業』に該当する施設、あるいは事業で、高齢者虐待防止法第2条に定めがあります。


リーダー「それでは、次いくわね。

養護者による虐待を受けたと思われる高齢者を発見した者は、高齢者の生命または身体に重大な危険が生じている場合、速やかに市町村に通報しなければならない？」

スタッフ「はい。イエス」

リーダー「そうですね。

では、市町村長は、立ち入り調査の必要がある場合です。当該高齢者の住所または居住地を管轄する警察署長に対し、援助を求めることができるのかな？」

スタッフ「できます。イエス」

■高齢者虐待防止法に定める「養介護施設従事者等」の範囲
（高齢者虐待防止法第２条）

養介護施設、養介護事業、養介護施設従事者等			
	養介護施設	養介護事業	養介護施設従事者等
介護保険法の規定	老人福祉施設 有料老人ホーム	老人居宅生活支援事業	「養介護施設」又は「養介護事業」の業務従事者等
介護保険法の規定	介護老人福祉施設 介護老人保健施設 介護療養型医療施設 地域密着型介護老人福祉施設 地域包括支援センター	居宅サービス事業 地域密着型サービス事業 居宅介護支援事業 介護予防サービス事業 地域密着型介護予防サービス事業 介護予防支援事業	

リーダー　「そうです。では次です。国民は、高齢者の虐待の防止、養護者に対する支援のための施策に協力することが求められる、これはイエスですか、ノーですか？」

スタッフ　「イエス、国民の義務です」

リーダー　「そうよね。もう少しいいかしら」

スタッフ　「もちろん、大丈夫です」

リーダー　「ではいくわよ。主治医との連携、ショートステイの利用などの緊急対応体制をあらかじめ整えておく必要がある？」

スタッフ　「もちろんです。イエス」

リーダー　「そうね。今度は、高齢者の立場からだけです。高齢者は、虐待されていても、そのことを、諦めたり、我慢していることがある？」

スタッフ　「そうなんでしょうね。イエス」

リーダー　「そうね。今度は家族との関係よ。虐待から高齢者の利益を守るために、虐待の加害者である家族への支援を控える、これはどうですか？」

スタッフ　「支援する必要があると思います。難しいと思いますけど。ノー」

リーダー　「必要よね。それでは、最後ね。高齢者虐待に関連があるものとしては、家族介護者と高齢者との人間関係がある？」

スタッフ　「そうだと思います。イエス」

リーダー　「イエスなんだけどね。人間関係は大変よ。でも、人間関係は改善できるから」

２ 「徘徊」という言葉が使われなくなりつつある理由

どこともなく歩きまわることやぶらつくことを徘徊（はいかい）と言います。認知症をめぐる言葉は歴史とともに変化してきました。「徘徊」という言い方には医療・介護の現場から「時代に合わない」と問題提起がなされています。

兵庫県たつの市のＮＰＯ法人播磨オレンジパートナーは、使用停止を呼びかけました。「歩く目的あり。徘徊と言わないで！」というメッセージ入りの缶バッジを作りました。

「認知症」はかつて「痴呆（ちほう）」と呼ばれ、「何もわからなくなった人」との偏見にさらされました。侮蔑的な表現であるなどの理由で、厚生労働省が「痴呆」を「認知症」と改めています（２００４年）。

「私たちは、自分なりの理由や目的があって外に出かける」

「外出を過剰に危険視して監視や制止をしないで」

「徘徊という言葉で行動を表現する限り、認知症の人は困った人たちという深層心理から抜け出せず、本人の視点や尊厳を大切にする社会にたどり着けない。安心して外出が楽しめることを『当たり前』と考え、必要なことを本人と一緒に考えてほしい」

――これは日本認知症本人ワーキンググループ（認知症の本人が政策提言などに取り組むグ

ループ、代表理事藤田和子さん）が「本人からの提案」（２０１６年に公表）で訴えた主張です。

認知症の本人の声を尊重するために自治体が見直しをしています。

福岡県大牟田市は、認知症の人の事故や行方不明を防ぐ訓練の名称から「徘徊」を外し、２０１５年から「認知症ＳＯＳネットワーク模擬訓練」として実施しました。

スローガンも「安心して徘徊できるまち」から「安心して外出できるまち」に変え、状況に応じ「道に迷っている」などと言い換えています。

名古屋市の瑞穂区東部・西部いきいき支援センターは、２０１４年に作成した啓発冊子のタイトルを「認知症『ひとり歩き』さぽーとＢＯＯＫ」としました。

東京都国立市は、「迷ってもいい、安心できる心地よい歩き」という意味合いから２０１６年から始めた模擬訓練をしています。

適切な言い換え表現がないなどの理由から、「徘徊」は広く用いられています。形は外見に現れた姿です。心には形はありませんが「容」はあるのではないでしょうか。

心に差別、侮辱の容があると、言い方を変えても、言葉の形を変えただけのことになりかねません。『散歩』、『外出』、「一人歩き」では伝わらないと感じている家族もいるに違いありません。

さりながら、厚生労働省は、使用制限などの明確な取り決めはないものの、『『徘徊』と言われている認知症の人の行動については、無目的に歩いているわけではないと理解している。当事者の意見をふまえ、新たな文書や行政説明などでは使わないようにしている」（認知症施策推進室）という見解です。

徘徊の言葉を原則として使わず、「外出中に道に迷うなどと表現することにします。今後も認知症の人の思いや人権について、本人の思いを受け止め、様々な側面から読者のみなさんとともに考えていきたいと思います」、これは朝日新聞（※）の見識です。

本書は、徘徊という言葉を一部で使用していますが、自尊心を傷つけたくない、人間性を否定したくないという想いを籠めて、徘徊を「一人歩きで道に迷ってしまった」などと表記しました。

（※　朝日新聞：アピタル：ニュース・http://www.asahi.com/apital/medicalnews/focus/ 参照）

3 これからの認知症ケアの常識となる多職種連携の進め方と課題

団塊の世代が75歳以上となる2025年を目途に、重度の要介護状態になっても、最期のときまで住み慣れた地域で、誰もが自分らしい生活を続けられることを目的として、また、認知症の患者や介護施設の認知症の利用者に対する安全で安心な地域づくりを目的に、地域包括ケアシステムの構築が進められています。

地域包括ケアシステム構想を実現するために、全国の市区町村で地域にふさわしい独自の取り組みが進められていますが、課題も出てきました。医療関係者と介護関係者間のコミュニケーションがとりにくいというものです。

公益社団法人日本看護協会神戸研修センターは、2019年度教育計画研修プログラムをインターネット配信しました。研修「オンデマンド」です。

認知症高齢者ケアにおける多職種・看看連携のあり方、院内・院外の多職種、看看連携の意義、院内・院外の多職種で行うカンファレンスの目的と方法を配信しています。

多職種・看看連携による認知症高齢者ケアの進め方として、カンファレンスの効果的な活用、入院前の生活像を活用した回復を促す看護と退院支援についても配信しています。

地域連携にとって重要な役割を担っているのが、地域包括支援センター主催の「地域ケア会議」です。

地域で活動しているさまざまな団体関係者、個人が参加しています。

ケアマネジャー等介護関係機関スタッフ、社会福祉協議会、ボランティア団体、民生委員、医師、歯科医師、理学療法士、栄養士、薬剤師、看護師、訪問看護師といった医療関係者も必要に応じて参加しています。

会議で検討されていることは、地域のケアニーズ、個別事例のケア方法、人材の発掘、チーム体制づくりなどです。

個別事例を積み重ねて、地域の独自性を盛り込んだ柔軟な地域包括ケアシステムを構築することになります。

地域連携の課題の1つが、多職種の間のコミュニケーションが上手くいかないことです。

ケアサービスが必要な個別事例が発生した際に、求められるケア内容に応じて、いくつかの職種が連携してニーズに見合ったケアチームを組み、サービスを一体的に提供できるようにしていくのが地域包括ケアシステムです。

ところがコミュニケーションとは集えば良いということではありませんので、コミュニケーションが円滑にいかないこともしばしばです。

要因の1つとして、ケア対象者に関する情報の共有化があります。

それぞれの職種が使用する専門用語が難解すぎる、略語を頻繁に使いすぎるなどのために共有化に時間がかかるというものです。

そこで、医療機関、介護施設でケアのパス開発や標準化に関わってきた筆者の経験知、および看護職および介護職のラダー教育などを担当して得られた知見を集約したいと思います。

認知症ケアに必要な多職種連携としては、介護職、看護職および医療職それぞれに必要なことがあります。

介護職に必要なのは、次の①②③です。

①利用者の「できないこと」だけではなく、「できること」や「本人の希望や思い」を尊重したケアを行い、行った行為を看護職および医療職に伝える。

②医療行為は専門外として排除するのではなく、ケアに必要となるエビデンス（根拠）を基にしたケアを行うために医学的なことを学修する。

③利用者をアセスメント（観察）して把握した事実を看護職、医師に対して、報告・連絡・相談（ホウレンソウ）を積極的に行う。

看護職および医師に必要なのは、次の①②③です。

①患者の生活環境の改善には、介護職の有する情報が必要となることを介護職に伝える。

②介護職に対して治療に役立つ情報があることを伝えて、情報伝達に必要な方式をつくり出す。

③医師、介護職、患者（利用者）に共通する言語を用いる。

そもそも、地域包括ケアシステムには「介護」「医療」「予防」の専門的サービスと、生活の基盤として欠かせない「住まい、および尊厳とプライバシーが守られる住環境」そして「生活支援・福祉サービス」という構成要素があります。

この要素が相互に関係し合い、連携し合いながら、高齢者の在宅生活をその人に見合う形で支えていくという考え方です。

システム構築の大前提としては、当事者の意思、選択があります。

要介護状態にあるからといっても、病院に入院したり施設へ入所したりするのではなく、在宅で生活することの意味を、高齢者自身と家族が理解して主体的に選択し、そのための心構えを持つことが重要であるという考え方です。

（※厚生労働省資料：地域包括ケアシステムの５つの構成要素と「自助・互助・共助・公助」参照）。

④ 認知症ケアの基本【してはならないこと】

リーダー「認知症の利用者に対するケアの基本的なこと、考えてみましょう」
スタッフ「はい」
リーダー「次にある4つのケアの内容について見ていきましょう」

①重度な認知症であっても、本人の願いを理解していくことをケアの基本とする
②潜在能力を最大限に生かすことをケアの基本とする
③事柄次第で適切に判断できる場合があることを理解していなければならない
④つなぎのパジャマを着せて、不潔行為を避ける

スタッフ「①から④までありますが……」
リーダー「4つのうち、間違いはどれですか？」
スタッフ「うーん。
普段していること、していないことからすると、①②③は正しいと思います」
リーダー「となると、④が間違いということになるのかな？」

スタッフ「④のつなぎのパジャマを着せるというのは私たちの都合ですよね。清潔は維持しなければならないけど。センターのケアマネさんが言ってましたし……」

リーダー「なんて言ってたの？」

スタッフ「つなぎのパジャマは、拘束になるので施設では使ってはいけないって」

リーダー「そうよ。うちの施設でも、自分で脱ぎ着できなくなるから身体抑制に当たるので禁止しています」

スタッフ「利用者の尊厳を守るためですね」

リーダー「そう。利用者の尊厳保持です。厚生労働省は『身体拘束ゼロへの手引き（平成13年3月）』を定めています」

5 実際に認知症ケアをおこなう際に気をつけたいこと【しなければならないこと】

リーダー「認知症の利用者に対するケアの実務として、しなければいけないことについて考えてみましょう」
スタッフ「はい」

①【認知症の利用者が失敗したとき】
リーダー「利用者が失敗したときには、それが些細なことであっても自尊心を傷つけないよう支持的にかかわる。これは、正しいそれとも間違い、どっちかな？」
スタッフ「正しいと思います」

②【伝え方】
リーダー「伝えなければならないことは、一つひとつ簡潔に、伝わったかどうかを確認しながら伝える。これはどうかしら？」
スタッフ「正しいです」

③【言葉の選び方】

リーダー「利用者になじみのある言葉で話す。これはどう？」

スタッフ「正しいです。混乱を避けるために必要です」

④【利用者の不安が強いときの接し方】

リーダー「そうよね。それでは、次です。

利用者が不安がっているときや不安が強いときには、手をつなぐなどのボディタッチは避ける？」

スタッフ「ボディタッチは避けるか、違うかなと思います。強くハグするのはどうかな、と思いますけど。手をつなぐことは必要な行為だと思います」

リーダー「手は温もりを伝えることもできるしね。リラックス効果が期待できるからね。昔は、手を患部に当てる行為を手当と言ったそうよ。なんでもかんでも手をつなぐのは避けたほうがいいと思うけど」

スタッフ「セクハラになりかねませんしね」

6 認知症の利用者に見られる症状

1 記憶障害

リーダー「認知症の利用者に見られる症状について確認してみましょう」
スタッフ「はい」
リーダー「記憶障害は？」
スタッフ「認知症の代表的な症状です」
リーダー「一般的に、記憶障害は物忘れと思われがちですが、記憶障害には物忘れ以外にもたくさんの種類があります。
記憶とは、外からの刺激（経験）を情報として脳にインプットし、脳内に残しておいて、必要に応じて思い出すことです。記憶には、短時間だけ覚えておく記憶、長期間保持される記憶、出来事に関する記憶、知識に関する記憶、運動や技術に関する記憶など、様々な種類があります」

【記憶の分類】
記憶は、主に記憶のプロセス、記憶する期間、記憶の内容によって分類されます。

①記憶のプロセスによる分類
記銘、保持、想起
②記憶する期間による分類
感覚記憶、短期記憶、長期記憶
③既往の内容による分類
陳述記憶（エピソード記憶、意味記憶）、非陳述記憶

2 作話（さくわ）

リーダー 「それでは、作話は、認知症の症状かな？」
スタッフ 「えーと、サクワ。作話ですね。たぶん、認知症の症状です」
リーダー 「要するに作り話のことですが、認知症の症状です」

【作話への対応の仕方】

頑として信じ込んでいます。そこで、対応です。

①「ウソをついている！」などと言って追及したり、責めたりしては絶対にいけない。
②介護スタッフがイライラしてしまいがちであるが、寛容に、我慢する。
③「そうですか」「それは楽しいですね」「どんなにつらかったことでしょう」などと受け入れる。
④信じ込んでいる内容を否定すると、火に油を注ぐような状態になりかねない。

3　見当識障害

リーダー「それでは、見当識障害はどうですか？」

スタッフ「認知症の症状です」

リーダー「見当識障害とは、自分が現在おかれている状況を理解する能力のことです。見当識障害の原因は、アルツハイマー病、統合失調症、認知症、高次脳機能障害、脳血管障害（脳梗塞）などです」

【見当識障害への対応の仕方】

（1）見当識障害の分類

①時間の見当識障害

季節、日付、朝や夜といった時間が認識できない。

②場所の見当識障害

自分が現在いる場所や住んでいる場所が認識できない。

③人物の見当識障害

日常的に接している家族や、周囲の人達を認識できない。

（2）見当識障害の観察方法

質問を行い、見当識障害の有無やその程度を観察する方法です。

①時間についての質問
・今の季節を答えて下さい。
・今の時間帯は朝ですか、昼ですか、夜ですか。
・今は午前中ですか、午後ですか。
・今年は令和何年ですか。

②場所についての質問
・ここは何市ですか。
・ここは何区ですか。
・今どこにいますか。
・今いる施設の名前は何ですか。

③人物についての質問
・あの方はどなたですか。

4 被害妄想

リーダー「それでは、被害妄想はどうですか？」
スタッフ「認知症の症状です」
リーダー「そうです。被害妄想の主なものは3つです。

1つは、物盗られ妄想です。
2つは、直接的な暴言・暴力などの被害妄想です。
3つは、嫉妬や対人関係の妄想です」

●被害妄想への対応法

①否定しない

耳を傾けます。非現実的だったとしても訴えに耳を傾けることが基本です。否定しないで、共感し、話を聴きましょう。

②立場や感情に焦点を当てる

不安を聴いて下さい、気持ちをわかって下さい、大切に扱って下さいなど、感情のメッセージを受容します。

置かれている状況を理解し、感情のメッセージを受け止めることです。

③ひとりで対処しない

被害妄想で、介護者自身がその対象となって巻き込まれている場合があります。

介護スタッフ自身が自分の心と体を守ることも重要です。

早期に、信頼できる人に相談することです。

●被害妄想の状況別対応法

①物盗られ妄想への対応

大切なものがなくなって困っていることに共感しましょう。

一緒に探します。もしスタッフが先に見つけた場合は、利用者が見つけやすいところに置き直し、利用者に発見してもらいましょう。

②直接的な暴言・暴力などの被害妄想への対応

家族に邪魔者扱いされる、病院の医師に悪口を言われるなど直接的な攻撃を受けていると訴えた場合、被害妄想だと疑いの目で見ることなく、慎重に対応する必要があります。

③嫉妬や対人関係にまつわる妄想への対応

大切な人とのつながりを失う恐怖、居場所や役割を失うといった喪失体験が引き金になっている場合があります。そのため恐怖や喪失の感情を癒すことが大切です。

妄想があったとしても、利用者が安全で安心して過ごせる環境づくりが肝心です。

【事例研究１】親族に対する支援の仕方

リーダー「認知症のある利用者に関する事例から、認知症ケアについて研究してみましょう」
スタッフ「わかりました」
リーダー「事例を熟読して下さい」
※事例研究は２０１６年から２０１８年の介護福祉士の国家試験の過去問を下敷きにして、リーダーとスタッフの会話形式にしたものです。以下、参考にして下さい。

Aさん（78歳、女性、要介護３）は特養に入所した。

１　歩行はやや困難である。
２　認知症があり、自分の名前や生年月日を正しく答えらない。
３　入所当初はスプーンを持って摂取していたが、手でつかんで食べ出した。摂取量にはむらがあり、飲水量も少ない。
４　自歯は無い。
５　尿失禁があるので、リハビリパンツを使用し、職員がトイレに誘導している。排泄介助時に衣服を押さえ、脱ぐことに抵抗が見られる。

6　トイレや居室がわからなくなることがある。
7　ひとりの家族である長女が1日おきに来て散歩に連れて行く。
①長女に対して「顔を見たことがあるようだけど、どなたかしら」ということもある。
②散歩中にデイルームで行われているレクリエーションを2人して見ていることもある。

【食事介助】

リーダー　「Aさんの食事介助です。
4つのことを考えてみてね。まずは摂取量についてね」
スタッフ　「食事摂取量だけでないと思います。1日のトータルバランスに配慮します」
リーダー　「そうね。もし、1日の食事摂取量にむらがあるとしたらどうする」
スタッフ　「むらになっている原因を探ります」
リーダー　「水分の摂取量は？」
スタッフ　「記録にとって、摂取量を把握します」
リーダー　「食事後の口腔ケアのことですが、本人の希望を尊重して、希望があるときは行い、希望をしないときは行わない」
スタッフ　「違います。食事後は必ず行います」
リーダー　「そうね。希望ではないわね」

【排泄介助】

リーダー　「トイレ誘導はどうしたらいいかな」
スタッフ　「安心できるように声かけをして、トイレへ誘導し、トイレでの排泄を継続することが排泄介助の基本です」
リーダー　「そうね。排泄介助には十分に、注意深く観察しないといけないのだけれど、理由はなにかしら？」
スタッフ　「膀胱炎などの尿路感染を引き起こす可能性があるからです」
リーダー　「そのとおりです。それでは尿失禁についてはどうしたらいいかな？」
スタッフ　「医療職と連携します。排泄行動を再アセスメントします」
リーダー　「そうね。それでは、排泄時に抵抗があったらどうしたらいいですか。尿が出ないと訴えているとか」
スタッフ　「尿が出ないと訴えているだけではないと思います。抵抗の理由をあれこれ考えている場合があります」
リーダー　「分析して要因の洗い出しが必要になるわよね」

【長女への支援】

リーダー　「よくないことは、どんなことかな。1つでもいいから」

スタッフ「それは、長女を認識できなくなっていることについて、仕方がないわねとか諦めましょう、と妙にわかったような諭しをすることです」

リーダー「そのとおりです」

スタッフ「そうかなと思って」

リーダー「それでは、長女に対してしてみたいこと、しなければいけないことを３つ挙げて下さい」

スタッフ「１つは、Ａさんの入所前の生活の様子と介護状況を詳しく聞き、記録に残します。２つは、施設で行っているケアについて、感想あるいは要望などを聞く機会を設けたいと思います。３つは、Ａさんと一緒にレクリエーションに参加するよう勧めたいと思います」

リーダー「いいわね。そのとおり実践してね。上手くいかないことがあったら相談にのるわね」

【事例研究２】精神的に障がいを抱えている人への心理的支援

リーダー　「精神的に障がいを抱えている認知症高齢者への対応が５人５様で、バラバラです。どの介護福祉士の対応が、最も適切ですか？」

介護福祉士Ａ…誤ったことをしたときは、間違った点を指摘し、反省を促している。

介護福祉士Ｂ…感情が不安定なので、日常生活面で心理的刺激の効果は望めないので観察に力点を置いている。

介護福祉士Ｃ…認知機能が低下することから、知的な作業は負担となるので避けている。

介護福祉士Ｄ…生活の場面で、できることを見つけて、支援する。

介護福祉士Ｅ…発症には、様々な原因があるけれど、原因の違いは違いとして受け止め、対応を変える必要はないと考えてケアをしている。

スタッフ　「介護福祉士の役割は日常生活の介助です。日常生活の介助という観点からして、介護福祉士Ｄさんが最も適切ではないかと思います」

リーダー　「正解よ」

【事例研究3】同じことを繰り返す利用者への対応法

リーダー「利用者が同じことを繰り返し尋ねてきます。
例えば『帰りたい』『ここにいていいの?』といったことです。
次に掲げたのは、5人の介護福祉士それぞれの対応です。あなたならどうしますか。
最も適切な対応はどの介護福祉士ですか。利用者の気持ちになって考えてみて下さい」

介護福祉士A…「お待ち下さい。後からゆっくり聞きますね」
介護福祉士B…「ここにいていいですよ。ゆっくりしていて下さい」
介護福祉士C…「大丈夫ですよ。ここにいて下さっていいのですよ」
介護福祉士D…「どうしても帰りたいのですか。なにか困ったことがあるのですか」
介護福祉士E…「何度も、何度も同じことを聞かないで下さい」

スタッフ「介護福祉士Aや介護福祉士Eの対応は違うと思います」
リーダー「どうしてそう思うのですか?」

スタッフ「利用者の今を受け止めていないからです」
リーダー「なるほど。それでは適切な対応をしているのはどの介護福祉士ですか？」
スタッフ「私は、介護福祉士Ｄ、なにか困ったことがあるのですか、に共感します」
リーダー「そう。どうして？」
スタッフ「困ったことがあるから何度も尋ねていると思いました」
リーダー「そうか。どうしても帰りたいのですか、という言い方はいいかしら？」
スタッフ「うーん。帰りたい気持ちに沿っているようだけど。施設あるいはスタッフの立場からすると、ここで、あなたと一緒に生活しましょうというメッセージではないかも知れません」
リーダー「介護福祉士Ｂ、介護福祉士Ｃとではどちらがいいかしら？」
スタッフ「大丈夫ですよ、という言い方がいいのでしょうけど」
リーダー「不安の除去や葛藤の処理は大切ですが、まずは、安堵していただくことかな」
スタッフ「ということになると、介護福祉士Ｃですか。ここにいて下さっていいのですよ、という表現がしっくりきませんが……」
リーダー「私たちはあなたを責任をもってお引き受けしていますという意味合いではないかしら。私たちとしては、介護福祉士Ｃの対応の『大丈夫ですよ。ここにいて下さっていいのですよ』にしましょうか」
スタッフ「わかりました。そうします」

【事例研究４】利用者の心理的安定に対する対応

リーダー　「認知症高齢者の心理的安定に関する事例です。環境整備、環境づくりに関するものです」

介護福祉士A…慣れ親しんだものより新しい便利なものを活用する。
介護福祉士B…居室の変更を頻繁に行う。
介護福祉士C…食事では雰囲気づくりより栄養摂取を優先する。
介護福祉士D…照明はできるだけ明るくする。
介護福祉士E…部屋の表示や目印を活用する。

リーダー　「あなたが5人の中にいたとしたら、どの人と同様の行動を取りますか。理由もあげてね」
スタッフ　「介護福祉士A、介護福祉士B、ではありません。心理的安定にはならないと思います」
リーダー　「そうね。それでは、どの人物かな？」

スタッフ　「消去法でいきます。介護福祉士Cの『食事では雰囲気づくりより栄養摂取を優先する』は、環境整備、環境づくりとは違います。介護福祉士Dの『照明はできるだけ明るくする』のも心理的安定にはならないと思います」

リーダー　「ということは？」

スタッフ　「介護福祉士Eです。5人の中では、最も共感します」

リーダー　「それでは、それぞれの対応について確認していきましょう。介護福祉士AさんからEさんまでの①から⑤としますね」

リーダー　「まずは、**①使い慣れた道具を新しい便利なものに変える**、これはどう？」

スタッフ　「使い慣れた道具をいつまでも大事に使っていただきたいです。愛着があると思います」

リーダー　「なるほどね。それでは、**②部屋の家具の配置を飽きないように毎月変える**、というのがどうかしら？」

スタッフ　「混乱するだけです」

リーダー　「そうね。戸惑いや混乱はさけないとね。じゃあ、**③部屋の照明はできるだけ明るくする**、というのはどうですか？」

スタッフ　「明るければいいというのはよくありません。適度な照度って難しいけど……」

リーダー　「そうね。**④食事の雰囲気よりも栄養の摂取を優先する**、という対応はどう？」

スタッフ「まずは、雰囲気づくりだと思います」

リーダー「雰囲気づくりは難しいけれど、やっていきましょう。それでは、最後よ。⑤**部屋やトイレに表示や目印をつける**、というのは?」

スタッフ「絶対に必要です。リーダーが提示した5つのなかで最も重要です。サイン、図示です」

リーダー「入所者の目の高さね。見やすく、わかりやすくが大事ですね」

【事例研究5】頭を打って4週間たってから物忘れが強くなった……

リーダー「認知症ケアについて考察してみましょう」

スタッフ「わかりました」

――在宅療養中のAさん（72歳、男性）は、転倒し後頭部を打ったが、いつもと様子は変わらなかった。4週間たった頃より、物忘れが急速に強くなり、ここ数日、ふらつくようになった。

リーダー「Aさんの疾患として、最も可能性の高いものを挙げて下さい」

1　アルツハイマー
2　血管性認知症
3　慢性硬膜下血腫
4　クロイツフェルト・ヤコブ病
5　前頭側頭型認知症

リーダー「4週間たった頃より、物忘れが急速に強くなり、ここ数日、ふらつくようになったのだから……」

スタッフ「そうか。慢性硬膜下血腫です」

リーダー「正解です」

【事例研究6】最も適切な介護施設の選び方

【Bさんの事例】

Bさん（83歳、要介護2）は、妻（78歳）と2人暮らしである。3年前から物忘れが多くなり、半年くらい前から一日中、何もしないで過ごすようになっている。最近では入浴を嫌がるほか、日常生活全般に見守りや介助が必要になっており、失禁のためおむつを使用している。

現在、訪問介護を週2回利用しているが、妻は、最近疲れるようになってきたと訴えている。

リーダー「Bさんが在宅での生活を続けるために当面必要とするものとして、最も適切なものを一つ選んで下さい」

1　認知症対応型通所介護
2　認知症対応型共同生活介護
3　通所リハビリテーション
4　居宅療養管理指導
5　特定施設入居者生活介護

スタッフ　「1の認知症対応型通所介護が良いと思います」
リーダー　「どうしてそう思ったのですか?」
スタッフ　「在宅での生活を続けるための支援という考え方をしました」
リーダー　「そうね。在宅におけるケアのことも考えないとね」

【事例研究7】利用者への心理的対応法は

リーダー「認知症高齢者の心理についての確認よ」
スタッフ「はい」
リーダー「最も適切なものはどれだと思う」

1 記憶力の低下は、行動や心理に影響を与えない。
2 人との交流ができなくなる。社会的な役割を持つことは避ける。
3 それまでの暮らし方は心理に影響を与えない。
4 出来事全体の記憶力が低下しやすい。

スタッフ「4の出来事全体の記憶力が低下しやすい、です」
リーダー「正解です」

【事例研究8】 精神障がい者への心理的な支援

リーダー 「精神障がい者への心理的な支援に関することです」
スタッフ 「はい」
リーダー 「正しいものを一つ挙げて下さい」

1 ピアカウンセリングでは、心理専門職がカウンセリングを行う。
2 アセスメントでは、複数の心理検査を組み合わせることが望ましい。
3 面接における転移とは、日常生活の問題を心に閉じ込めて表現できない状態を指す。
4 系統的脱感作法では、観察学習を重視する。
5 社会生活技能訓練では、家族の感情表出への教育的介入が行われる

スタッフ 「難しい。わかりません」
リーダー 「そうですか。正しいのは、2の『アセスメントでは、複数の心理検査を組み合わせることが望ましい』です。お互い学習していきましょうね」
スタッフ 「そうします」

【事例研究9】心理的虐待とは

リーダー「高齢者への心理的虐待に関することです」
スタッフ「心理的虐待のこと、よくわからないです」
リーダー「そう言わないで。誤っているものはどれかな?」

1 虐待は、家族や介護者によってなされることが多い。
2 高齢者本人の財産を不当に処分する行為は、心理的虐待に含まれる。
3 虐待には、高齢者の障害の状況や心理状態に対する介護者の理解不足が関係する。
4 介護者の負担を周囲の者が認め、心労を軽くすることが虐待の予防につながる。
5 高齢者と介護者を社会から孤立させないために、周囲の人々が連携する。

スタッフ「1、3、4、5は正しい気がします。2の、高齢者本人の財産を不当に処分する行為は心理的虐待に含まれる、かな。心理的なこともあるでしょうが、そもそも不法なこと、違法行為ですから犯罪です。誤っているのは2です」
リーダー「正解です」

【事例研究10】利用者の尊厳の保持について

リーダー「介護場面での尊厳の保持に関することです」

スタッフ「はい」

リーダー「そのうち、わかるようになります。介護過程として適切でないものはどれですか」

1 認知症のある利用者の場合、家族の意思決定を優先する。
2 嫌いな食べ物がある利用者の場合、好きな食べ物と一緒に混ぜる。
3 居室で排泄介助が必要な利用者の場合、カーテンを閉める。
4 何度も同じことを言う利用者の場合、「前にも聞きました」と対応する。
5 車いすから立ち上がることが多い利用者の場合、Y字帯を着ける。

スタッフ「この事例はわかります。居室で排泄介助が必要な利用者の場合、カーテンを閉めなかったときに、リーダーから叱られましたから。3が正しいです」

リーダー「あなたは学習能力が高いわ。正解です」

【事例研究11】高齢者の疾患について

リーダー　「高齢者の疾患に関する特徴です。
　5つのうち、高齢者の疾患の特徴はどれかな？」

1　個人差は小さい。
2　薬の副作用は出にくい。
3　合併症は起こりにくい。
4　老化と疾病の区別は難しい。
5　症状は定型的である。

スタッフ　「4です。老化と疾病の区別は難しいです」
リーダー　「そうね。正解です」

【事例研究12】介護過程の進め方について

リーダー「介護過程のことよ」

スタッフ「うちの看護師がいつも言っている看護過程の介護バージョンですね」

リーダー「そのうち、わかるようになります。介護過程として適切でないものはどれですか」

1 情報は、多角的な視点で収集する。
2 アセスメントでは、利用者の生活上の課題を明らかにする。
3 目標の設定に当たっては、一人ひとりの生活習慣や価値観を尊重する。
4 実行可能な介護計画を立案する。
5 利用者の状況が変わっても、当初の目標を達成するまで計画を継続する。

スタッフ「5は明らかにおかしいと思います。利用者の状況が変わったら、新しいPDCAを実践することが必要だと思います」

リーダー「すごい、よくわかったわね」

【事例研究13】グループホーム入所後の生活支援について

リーダー「まずは、事例を理解して下さい」

Fさん（80歳、女性）は、数年前から物忘れが多くなっている。

①1人息子は遠方におり、長く夫と2人暮らしをしていた。

②半年前に夫が亡くなったことを嘆いていたかと思うと、別の日には夫が帰ってこないと心配して、近所を歩き回るといった状況である。

③今回、グループホームに入所することになった。

スタッフ「そうなんですね」

リーダー「あなたが考えることは、入所後の生活支援です」

スタッフ「わかりました」

リーダー「まずは、あなたなら何を一番にしたい？」

スタッフ「そうですね。家事等に参加できる機会をつくり、役割をみつけるようにします」

リーダー「成長したわね。そうよ。もう少し考えてみましょう。たびたび面会に来るよう息子に連絡する、というのはどうかしら？」

スタッフ「でも、現実は面会に来る家族は少ないし……」

リーダー「そうよね。面会に来てくださいと伝えることは必要でしょうけどね。それでは、夫の位牌や仏壇は息子に預かってもらう、というのは？」

スタッフ「余計なお世話だと思います」

リーダー「そうよね。それでは、1人にならないよう、常に見守る、というのは？」

スタッフ「常に見守っていたら入所者1人に少なくとも1人、24時間の見守りをしたらシフトで最小3人が必要です」

リーダー「極論すればね。でもね、見守りの体制や仕組みづくりは大切だからね」

スタッフ「地域の方々との連携もですね」

リーダー「よく、わかっているじゃない。それでは、家具の配置は掃除のしやすさを優先する、というのは？」

スタッフ「掃除は清潔維持に大切ですけど、ADLなどに対応した配置が必要だと思います」

リーダー「加えて、QOLの視点も必要になるよね」

【事例研究14】認知症の妻を介護する夫への対応

リーダー「うちの施設は通所介護もあるでしょ」
スタッフ「はい」
リーダー「通所介護、デイサービスの職員になったとして考えてね」
スタッフ「わかりました」
リーダー「まず、事例ね」

Fさん（75歳、男性）は、認知症の妻を自宅で介護している。

1 Fさんは、いつも明るく介護方法の勉強にも熱心である。
2 最近、妻は排泄の失敗が増え、下着の交換や陰部清拭がたびたび必要になってきた。
3 通所介護（デイサービス）職員との会話で、Fさんは、「妻に対して腹立たしく思う自分が情けない。妻にすまないと思う」と、初めて気持ちを語った。

リーダー「Fさんに最初に行う職員の対応として、最も適切な対応はどれですか？」

1　介護方法について指導する。
2　何事も気にしないように励ます。
3　新しい介護用品を紹介する。
4　介護を代行するサービスを提案する。
5　気持ちの訴えを受容する。

スタッフ　「文句なく、5です」
リーダー　「そうですね」

【コラム】認知症医療、認知症ケアに求められる4つのキーワード

今、認知症医療および認知症ケアに求められるものが4つあります。

1　サスティナビリティ
2　アクセシビリティ
3　ダイバーシティ
4　パッション

です。それぞれ見ていきましょう。

1　サスティナビリティ

サスティナビリティは、持続可能性または持続することができるという意味です。サスティナビリティへの取り組みというときには、何を〝持続する〟かが問われます。広く社会と地球環境全般の望ましい関係性を築くことがサスティナビリティです。認知症医療も認知症ケアもサスティナビリティの一環です。

そもそもは、自然と共生する持続可能な社会システムを目指す環境保護思想のキーワードです。「環境と開発に関する世界委員会」(国連)が、１９８７年に公表した最終報告書「Sustainable Development」（持続可能な発展）を理念として謳ったことから広く認知されるようになりま

した。

企業は、社会的責任（ＣＳＲ）の視点からも、サスティナビリティへの取り組みを強化していますが、医療機関、介護施設においてもサスティナビリティなくして事業を推進することは困難な社会が到来しています。社会、地域にあっては、認知症医療や認知症ケアに高い関心を寄せています。認知症医療の進歩のみならず、認知症ケアの質向上には社会、地域、家族ぐるみの取り組みが不可避です。

医療機関における認知症医療、介護施設における認知症ケア、地域における見守り等、認知症と共生する持続可能な社会を創りあげていくことが現代社会の私たちの使命ではないでしょうか。

2　アクセシビリティ

アクセシビリティは、高齢や障害、病気などで運動・視聴覚機能に制約があっても、機器やソフトウェアの操作、情報の入手、利用などが可能である状態を意味します。例えば、マウスなどによる画面上の位置指定が困難な場合に備え、キーボードやボタン型の入力装置、音声認識など他の入力機能のみで操作が行えるように、視力や視覚の状況に応じて、画面表示や文字の拡大、画面上の文字の読み上げなどの機能などです。

ＩＴ分野以外でも、例えば建物や施設、設備などへの出入りや内部の移動のしやすさ、利用しやすさ（段差がない、スロープやエレベーターが整備されている等）のことをアクセシビリティと言います。日本では「バリアフリー」(barrier free) という外来語で表現されることが多いのですが、バリアフリーとはアクセシビリティより狭い概念とする見解もあります。今や認知症ケアにはアクセシビリティが欠かせません。ＯＪＴのリーダー、スタッフそして組織ぐるみでアクセシビリティに取り組むことが急務になりました。

3　ダイバーシティ

多様性という意味の英単語です。組織や(経営層など個別の)集団に属する人の年齢や性別、性的指向、国籍、人種、民族、障害、宗教などの属性がどのくらい多様であるかを表す概念です。

ダイバーシティはもともと無線技術の分野でしたが、意識的に多様性を確保することで競争力や変化への適応力を高める経営手法を「ダイバーシティ・マネジメント」(diversity management) と定義していますし、組織のダイバーシティや働き方のダイバーシティなど一般化してきました。ＩＴ分野以外では、組織の構成員の属性の多様性のことをダイバーシティということが多くなりました。

ダイバーシティの範疇に認知症ケアがあります。医療機関に罹っている認知症患者や介護施設で認知症ケアを受けている利用者に対する人権擁護は当然のこととして、認知症の方同士、認知症の方と地域の方との良好な関係を構築するためにもダイバーシティの理念が必要になりました。

4　パッション

熱情、激情のことです。認知症ケアに求められるものはパッションです。キリストの受難、キリストの受難曲のこともパッションと言います。認知症ケアのＯＪＴを担当するリーダーもスタッフも、いつも楽しいということはありませんが、神があなたに与えたパッションなのです。

認知症ケアのためのＯＪＴのリーダーもスタッフも、認知症ケアは「我が使命」と受任していただき、熱情を持って役割を認知し、熱い想いを込めて役割行動を実践なさったらいかがでしょうか。あなたは、認知症ケアの「a man of passion：熱情家」ですから。

パート4

介護スタッフの教え方・やる気の高め方ＯＪＴ入門

❶ 教え方には6つある

教育指導法は大別すると6つあります。講義法、討議法、事例研究法、エビデンス・ベースド・アプローチ法、体験学習法およびＯＪＴ＆Ｏｆｆ-ＪＴです。

1　講義法

まずは講義法から見ていきます。講義とは、学問の方法や成果、研究対象などについて、内容や性質などを説き聞かせることです。例えば、介護に関する法律が変更になったとか、地域連携の方式を学ぶなど研修室に集い、講師から講義を受けるというものです。

講義には次のような特徴があります。

2　討議法

話し合いを通じて相互の理解を深める方式です。

相互の立場を尊重しつつ、共同で問題の解決に当たります。

討議とは、問題について、互いに意見を出して是非を検討し合うことです。

3　事例研究法

具体的な個人の治療、矯正教育を目的として、ある事例について、その個人の現在に至るまでの生活を調査、記述し、対策を見出す方法です。社会調査の一類型です。

法律、医学、介護などの研究に際して、具体的な事例を詳しく分析、検討します。

背後にある原理や法則性などを究明し、対処の方法などを見出す研究法です。

統計的に処理できない複雑な内面的因子の相関について、多角的に事例を分析することによって明らかにする研究法です。

4　エビデンス・ベースド・アプローチ法

事例研究法の問題点を補うための技法がエビデンス・ベースド・アプローチです。根拠に基づいて援助を行うとする臨床心理学の新しい手法です。

エビデンス・ベースド・アプローチは、従来の心理学に対する批判や社会的責任に対する疑問を乗り越えるものとして発展してきました。

事例研究とエビデンス・ベースド・アプローチは対立する技法ではありません。エビデンス・

ベース・アプローチの根拠は、個々の事例から形成したデータベースですから、両者は相補的な関係です。

5　体験学習法

実際的な活動を通して学習効果を高める学習形態です。

座学に対する実体験の学習という意味合いです。

施設内教育、セミナーなどにおいて、グループワークなど学習者が何を感じて行動したかという体験を重視しています。

6　ＯＪＴとＯｆｆ－ＪＴ

日常の業務に就きながら行う教育訓練（On The Job Training）と、通常の業務を一時的に離れて行う教育訓練（Off The Job Training）のことです。

組織による職員教育の2本柱とされてきました。職業訓練施設で行われる教育訓練をＯｆｆ－ＪＴ（off the job training）、職場訓練をＯＪＴ（on the job training）に区別しています。

（1）ＯＪＴ

実際のケア現場において、業務を通して上司や先輩職員が部下や後輩職員の指導を行います。部下あるいは後輩職員が、職務を遂行するために必要な知識やスキルを、上司や先輩職員などの指導担当者が随時付与することによって教育・育成する方法です。

単発的なアドバイスではなく、業務マニュアルや評価項目を設定して計画的に実施する必要があります。

(2) Off-JT

職場外訓練と言います。職場を離れて施設内の担当部署が考案したメニューや外部の研修機関が作成したプログラムを受講し、必要な知識やスキルの習得を図ります。

② ＯＪＴリーダーの役割と施設ぐるみの役割

１　ＯＪＴリーダーの役割

ＯＪＴリーダーの役割は３Ｃの実践です。

①Ｃｏｍｍｕｎｃａｔｉｏｎ

スタッフとの信頼関係を築くための親和性のある交流行動をすることです。

リーダーがスタッフに対して行う交流行動が親和性があればあるほど、スタッフが認知症の利用者との親和性を築くためのガイドやヒントになります。

②Ｃｏｍｆｏｒｔａｂｌｅ

リーダーが教え、スタッフが教わるという関係は往々にして教えてあげてやっているという意識になりがちです。教えることは学ぶことです。

教える立場のリーダーは学ぶスタッフの立場を理解する必要があります。リーダーとスタッフ相互が求めるものは信頼です。

互いが信頼することよって、教える楽しさと学ぶ楽しさ、教えることが成長を後押しする喜び、学ぶことによって成長する喜びなどに通じ、リーダーとスタッフ間に快適な架け橋を架け合うことができます。

③Ｃａｒｅ

リーダー自らスタッフを世話することです。親の後ろ姿で子は育つという諺がありますが、リーダーがスタッフを世話することが、スタッフが認知症の利用者を世話することのモデルになります。

２　施設ぐるみの育成

施設ぐるみの育成のことをCareer Development Program（以下、ＣＤＰ）と言います。

（1）ＯＪＴはＣＤＰのメソッド

施設ぐるみで認知症ケアの役割を果たせるスタッフづくりを行うためには、ＯＪＴがメソッドになります。ＯＪＴは、認知症ケアの専門職としての実践能力を向上させることですが、ＯＪＴとＣＤＰは連携しています。施設に求められるものは、ＯＪＴを育成のメソッドとして認知症ケアに必要な実践能力開発の指標としたＣＤＰの開発です。

（2）ケアの実践

質の高い認知症ケアを実現するためには、利用者と家族のニーズをケア目標とした実践が求められています。そのためには、ＯＪＴのリーダーとスタッフが共有でき、互いに評価ができる指標が求められています。

ＯＪＴリーダーには、自身が認知症ケアにおける実践能力を認識し、自己のキャリア開発に主体的に取り組む率先さが求められるのではないでしょうか。

（3）ＣＰＤ開発のためのＯＪＴ実践

以下の①から⑤を実践することがＣＤＰ開発のためのＯＪＴ実践になります。

①期待するＯＪＴのスタッフ像

まずは、認知症ケアを実践するために、どのようなスタッフになってもらいたいのか、イメージを描きます。

②望ましいＯＪＴのリーダー像

望ましいリーダーとはどのような人物かを明確にします。認知症ケアをどのように実践し、スタッフの育成手順を示し、利用者と向き合う姿勢を宣明することです。

③成長段階の指標

成長過程ごとの客観的で公平な指標（キャリア・ラダー）が必要です。

④育成者としてのリーダー自身の評価

例えば、良いリーダーとは、スタッフに対して、「言って、聞かせて、させて、観察することができる」リーダーです。しかも、成果を褒めることができるリーダーです。

⑤被育成者としてのスタッフ評価

例えば、良いスタッフとは、リーダーが教えたことを1つずつ確実に実践できるスタッフです。認知症ケアを使命と受け止める謙虚さと真摯さを備えた誠心なスタッフです。

①～⑤は、いずれもＯＪＴリーダーに求められるものですが、ＯＪＴの効果を高める行動は⑤です。スタッフの評価とは、育成対象としてのスタッフの認知症ケアに対する実践能力を否

定あるいは批評することではありません。現段階の能力を認め、成長を促すことです。また、人間性を否定や批評するのではなく、まずは、あるがままを受け入れて評価します。

（4）評価基準

スタッフに対する評価基準を明確に、しかもわかりやすくする必要があります。

例えば、5段階評価です。

①『未経験』…評価基準1
②『指示や確認がないと行動できない』…評価基準2
③『的確な助言や促しがあれば行動できる』…評価基準3
④『多少の促しは必要であるが行動できる』…評価基準4
⑥『単独で行動できる』…評価基準5

3　OJTのタブー

OJTのタブーのうち、最も好ましくないことはパワーハラスメントです。

（1）典型例

厚生労働省は、2012年1月にパワーハラスメントの典型を示しました。

①暴行・傷害（身体的な攻撃）
②脅迫・名誉毀損・侮辱・ひどい暴言（精神的な攻撃）
③隔離・仲間外し・無視（人間関係からの切り離し）

④業務上明らかに不要なことや遂行不可能なことの強制、仕事の妨害（過大な要求）
⑤業務上の合理性なく、能力や経験とかけ離れた程度の低い仕事を命じることや仕事を与えないこと（過小な要求）
⑥私的なことに過度に立ち入ること（個の侵害）

（2）パワハラの類型

厚生労働省指定法人21世紀職業財団が厚生労働省の典型をより具体化しています。

・「公開叱責（多数の面前での叱責）、人格否定」
・「感情を丸出しにするモンスター上司、給料泥棒呼ばわりする」
・「退職勧奨や脅し」
・「無視の命令」
・「困難な仕事を与えて低評価にする、過剰なノルマ」
・「パワハラの訴えを聞き流す」

（3）ＯＪＴリーダーが陥りがちな言動

ＯＪＴリーダーとしては、ハラスメントに対して、「業務のミスがあったから仕方ない、悪意はなかった、冗談のつもりだった」などと言いたいときもあるかもしれません。しかし、教育や研修という名目で行われる場合でも許されるものではありません。

暴力的手段や非合理的手段は許されません。大声で怒鳴りつける、多数の面前での見せしめ「公開叱責」、人格否定などは明らかなパワハラです。

4　OJTで起こるコミュニケーションエラーの類型

なぜ、コミュニケーションエラーが発生するのでしょうか。どうしたら防げるでしょうか。

（1）コミュニケーションエラーの要因

コミュニケーションエラーの多くは、「指示不足、連絡不足、報告不足、確認不足、説明・公開不足」の5つが要因です。この5つは、ヒューマンエラーでもあります。

（2）ヒューマンエラーを防ぐために必要なもの

ヒューマンエラーを防ぐためには9つの要因があり、それを防ぐための方法は次のように類型化できます。

①やめる（排除）

・エラーの発生源を断つ

・これまでの業務プロセスを見つめ直す

②できなくする（制約）

・エラーを起こす確率を減らす

・エラーを誘発しにくい状況を作る

③わかりやすくする（制約）

・エラーを起こす確率を減らす

・エラーを誘発しにくい状況を作る

④やりやすくする（制約）
・エラーを起こす確率を減らす
・エラーを誘発しにくい状況を作る
⑤予測する（啓発）
・エラーを起こす確率を減らす
・エラーを誘発しにくい状況を作る
⑥点検させる（啓発&検出）
・エラーを起こす確率を減らす
・エラーを誘発しにくい状況を作る
・スタッフ自らエラーをチェックする
・他のスタッフがエラーをチェックする
⑦確認する（検出）
・スタッフ自らエラーをチェックする
・他のスタッフがエラーをチェックする
⑧気づく（検出）
・スタッフ自らエラーをチェックする
・他のスタッフがエラーをチェックする
⑨備える（緩和）

・それでもエラーは発生する
・エラーが起こっても事故にならないように対応する

5　OJTリーダーのリーダーシップ

リーダーシップとは、一言で表現すると、「相手をその気にする力」です。

（1）リーダーシップには向きと力が必要

明確で確実なリーダーの行動には、向きと力つまりベクトルが必要です。下の図のように、縦軸のケア実践力、横軸の認知症ケアの方針の双方あってこそのリーダーシップです。方針なくしては、場当たりな実践ということになりかねません。

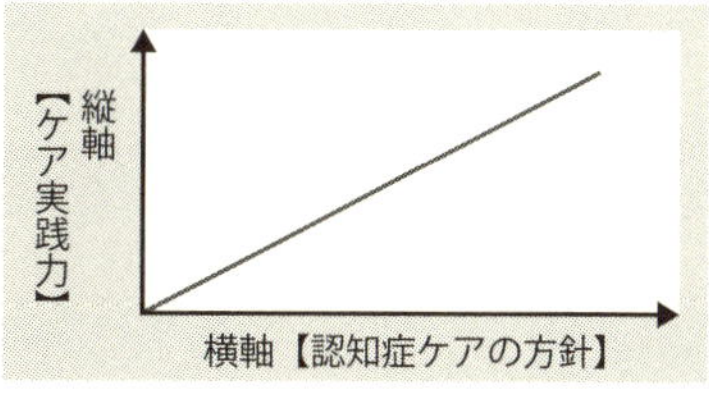

（2）能力

能力には潜在能力と顕在能力があります。

①潜在能力……技術（できる）、知識（わかる）、意欲（やりたい）の3つがあります。

②顕在能力……顕在能力は行動です。行動の前提となるものは、潜在能力（技術・知識・意欲）です。できたか、できなかったかの前提が潜在能力です。

③動機づけ……動機づけとは責務を自覚させることです。潜在能力を顕在化させることを動機づけと言います。

・責務を自覚できた　＝　責務を果たした
・責務を自覚できなかった　＝　責務を果たさなかった

③ 職場に合ったＯＪＴの進め方・15の手順

●ＯＪＴを効果的に実践するために必要な基本

ＯＪＴリーダー（教える者、以下リーダー）とＯＪＴフォロワー＝介護スタッフ（学ぶ者、以下フォロワー）の対話形式で、ＯＪＴの進め方について見ていきましょう。

リーダー　「私がリーダーです。管理者から指示があるのに、私もあれこれ言うから面倒よね。でも、お互い、役目だからごめんなさいね」

フォロワー　「とんでもないことです。教えてくれる人が2人いるなんてラッキーです」

リーダー　「私が認知症ケアを教えるＯＪＴリーダーね。あなたが認知症ケアを私から教わるフォロワーね。ＯＪＴは、On-the-Job Training の頭文字よ。オン・ザ・ジョブ・トレーニングは、現任訓練（げんにんくんれん）のことなのね」

フォロワー　「現任訓練って、初めて聞く言葉です」

リーダー　「職場で実務をするために行う職員の職業教育のことです。職場の上司や先輩が、部下や後輩に対し具体的な仕事を担当してもらって、仕事を通して、仕事に必要な知識、技術、態度および行動を意図的、計画的、継続的に指導し、修得させるための仕組みです」

フォロワー「知識を学ぶというと、社協や老施協が主催する研修会でも知識などを教わりますけど、ＯＪＴではないのですか?」

リーダー「施設の全体的な業務処理能力や力量を育成する活動がＯＪＴだから、知識を修得することだったらという見方もできるわよね。でもね、職場を離れて行う学習や訓練は、Ｏｆｆ-ＪＴ、Off the Job Training、オフ・ザ・ジョブ・トレーニングというわね」

●ＯＪＴ手法の起源

師匠と弟子の関係性は中世のヨーロッパにも、日本の職人づくりにも典型があります。徒弟制度です。弟子は仕事と無関係の雑務を教わります。そして、師匠の補助をするようになります。その後、数年から数十年の時間を要して、仕込んでいく方式です。徒弟制度はＯＪＴの始まりでもあります。

１９１７年、教育学者ヨハン・フリードリヒ・ヘルバルトの5段階教授法（予備、提示、比較、総括、応用）がＯＪＴの起源です。第一次世界大戦中のことですが、造船所の緊急要員訓練プログラム開発責任者チャールズ・Ｒ・アレンが5段階教授法をモデルとして、4段階職業指導法を開発しました。
4段階職業指導法は、①やって見せる、②説明する、③やらせてみる、④補修しつつ指導する、です。

●「指導法15の手順」

①事前にフォロワーの力量を把握する

リーダー「OJTフォロワーのあなたが、介護、特に認知症ケアに関し、どの程度のことを知っているかどうかを事前に調べます」

⇩

②学習意欲を高める

リーダー「あなたに認知症ケアを学ぶための意欲を持ってもらい、そして、興味を持ってもらいます」

⇩

③役割を認知してもらう

リーダー「認知症ケアの実務を担当してもらうためにあなたの役割を明示します」

⇩

④業務を見てもらう

リーダー「認知症ケアの実践を見てもらいます。OJTリーダーの私としては、あなたに注意深く見てもらい、根気よく見てもらいます。私としては、わかりやすく説明し、実践を見てもらい、時にイラストや図で示します」

⇦

⑤質問する

リーダー「理解できたこと、わかりづらかったこと、理解できなかったこと、それぞれについて確認しつつ、対話をしていきます」

⇦

⑥強調する

リーダー「要点というか、キーポイントを強調します。工夫を必要とする箇所、安全のために配慮しなければいけないことを強調します」

⇦

⑦完全に覚えてもらう

リーダー「大事なことを教えるときは、一度に1点ずつにします。はっきりと完全に教えますから完璧に覚えて下さい」

⇦

⑧確認する

リーダー「完璧に覚えたかどうかを確認します。テストではないけれど、択一式や記述式で確認します」

⇩

⑨業務をしてもらう

リーダー「あなたに認知症ケアの業務をしてもらいます。あなたは、私にケアの段取りや手順を説明しつつ、業務をして下さい。特に、私が強調したことについては、キーポイントを説明して下さい。必要なら部位、場所、器材を指示して下さい」

⇩

⑩質問する

リーダー「あなたが理解できていると私が判断できるまで、私が質問を続けます」

⇩

⑪後押しする

リーダー「私はあなたをとことん、フォローします。あなた自身が必要だと思ったときには、私以外でもかまいませんから、誰に、何を質問したらよいのか、相手を判断して下さい。私の課題は、あなたに認知症の類型を教えて、類型ごとに誰がケアに詳しいかという情報を伝えます」

⇩

⑫点検する

リーダー「しつこいと思われるかも知れませんが、あなたのケアの仕方を頻繁にチェックします。できていないときにはダメ出しをします」

⇩

⑬質問を促す

リーダー「私があなたに質問するだけではなく、あなたが積極的に質問するよう促します」

⇩

⑭できたことを自覚してもらう

リーダー「あなたがケアで上手くいったこと、良い出来栄えなどについて、どうしてできたのか、なぜ、良い出来栄えだったのか、要点を自分で見つけて下さい。そして、自己確認してもらいたいと思います。どしどし聞いてみますから覚悟しておいてね」

⇩

⑮フェードアウトする

リーダー「指導することやフォローアップすることを段々減らしていきます。成人というのか、一人前となったというのか、その段階で私の役割は終わります」

●組織内訓練（TWI：Training Within Industry）

アレンの4段階職業指導法は、

①やって見せる

②説明する
③やらせてみる
④補修しつつ指導する
ですが、その後、アレンの4段階職業指導法は、第二次世界大戦中の米国戦時人事委員会（War Manpower Commission）が新たなプログラムを開発しました。

それが、技能を身に付けるように訓練することを目的としたＪＩＴ（Job Instructor Training、仕事の教え方、１９４２年4月）です。

さらに、ロールプレイング（役割演技法）の手法を取り入れて教える、技能を向上させることを目的としたＪＲＴ（Job Relations Training、人の扱い方、１９４３年2月）、ＪＭＴ（Job Methods Training、改善の仕方、１９４３年9月）が開発されます。

後のＪＳＴ（Job Safety Training）です。そして、ＰＤＴ（Program Development Training、訓練計画の進め方、１９４４年9月）が加わり、全体としてＴＷＩプログラムとなりました。

●ＯＪＴの成果

指導する側&される側のどちらかに問題があると成果は期待できません。ＯＪＴの主な成果は「実務の中で仕事を覚える」ことにより成果が業績に反映されることです。

指導するリーダー（先輩）に指導力がない場合、フォロワー（後輩）の能力向上どころか成長の芽を摘んでしまいかねません。

「平成29年度能力開発基本調査」（厚労省）は、能力開発や人材育成に関して何らかの「問題がある」とする事業所は75・4％（同72・9％）でした。問題点の内訳は、「指導する人材が不足している」（54・2％）が最も高く、「人材育成を行う時間がない」（49・5％）、「人材を育成しても辞めてしまう」（47・8％）となっています。

●ＯＪＴの基盤

ＯＪＴの基盤は３つあります。意図的、計画的、継続的です。まずは、成長させる、成長するという意図が必要です。場当たりではなく、ＰＤＣＡサイクルと同じように第一に計画あり き、そして、サイクル性つまり継続性が欠かせません。

4 効果が上がるＯＪＴの進め方

教える対象は主として４つです。

知識、技術、態度および行動です。

知識、技術および態度は潜在的能力と言います。

例えば、認知症ケアです。

・知識は認知症に対する所見、医学的知識、関連する法律などです。

・技術は、認知症に関する介護行為および生活の介助に関わるスキルです。

・態度は、認知症の利用者と向き合う人としての態度、担当として丁寧で信頼する行為を提供したいという意欲です。

・行動は認知症ケアに求められている介護行為、ケア実践などです。

潜在能力を高め、顕在化するためには顕在能力を向上させることが必要です。

顕在能力とは、「しなければならない行為ができた」ということです。

偶発的に「できた」ということもあるでしょうが、いつでも「できた」となるためには、まずは、実行させてみる、やらせてみることです。

ＯＪＴの目的は、リーダーがスタッフに、しなければならない行為を「できた」にすることです。まずは、「できた」という成功体験です。そして、次の成功体験を得るためにさらなる資質向上のための仕組みとしてＯＪＴを有効に機能させることが本書の目的です。

そこで、「できた」につなげるために何をすればいいのでしょうか。認知症ケアのために何をすればいいのか、手順を確認してみましょう。

1　本人の考えを言わせる

まずはどうやってやろうと考えているかを、スタッフに言わせます。

前提は、どうやればよいかです。知識を「説明する」ことや技術を「実演する」ことを教示します。そして、「自分ならどうやるか」を考えさせます。

手間はかかるかもしれませんが、何かをやらせる前に本人の考えを確認することは大切です。その段階で、どれだけ教えたことを理解しているかがわかりますし、的外れなことをしないよう軌道修正することもできます。

2　ゴール（目標）を共有する

本人の考えを実行させる前に確認しておくことがあります。

「どこまでできればＯＫか」というゴール（目標）設定です。

目標がないと、実行した後の振り返りが上手くいきません。

3　途中で止めない

一度、担当させたら、成功に至るまでやらせることです。「見ていられない」と思うものでしょうが、「代わりなさい」とばかりに自分がやってしまうとスタッフに担当させたこと自体に意味がなくなります。

リーダーがやってしまうと、スタッフはいつまでたっても自分ではできないどころか、意欲をなくして、やりたいという気持ちがなくなります。

安全上の問題などがないかぎりは、リーダーは我慢です。

4　みる（見る、視る、観る、診る、看る）

リーダーがスタッフに帯同している場合には、その場で「みる」ことです。「みる」にはレベルがあります。見る、視る、観る、診る、看る、です。

①見る

行為全体を見ることと、部分を見ることです。

見るとは、行為そのものの事実を見ることです。

②視る

調査をするように視ることです。

上手くできている箇所、不具合な個所について、焦点を当てて視ます。

③観る

出来栄えを観ます。

行動をじっくりと観察します。具体的な言動や行った行為に着目します。ケアの場合、利用者に何を言って、どんな立ち位置で話しかけ、どんな手の使い方をしていたのかなど、事細かに観察します。

④診る

なぜ上手くいったのか、どうして、上手くできなかったのか、診断をします。

診断は客観的に手順書、マニュアル、診断シートなどを活用して標準とのズレを診ます。診方は、標準どおり、標準値の範囲、標準から逸脱です。

⑤看る

世話、ケアのことです。標準から逸脱していたとしても頭ごなしに怒鳴るなど「もっての外」です。

リーダーにしてみれば標準以外の行為ですから腹立ちの対象だとしても、思ってもみないことが起こっているとして、教え方が上手くいっていないのかもしれないという我慢と謙虚さで、必要なケアをします。

リーダーの看るという能力の程度が、ＯＪＴの成果につながる真の芯です。これこそが、認知症ケアを担当するスタッフづくりの要諦です。

5　とる（取る、撮る、採る、摂る、執る）

ＯＪＴ活動を「とる」ことです。

①取る

リーダーもスタッフも互いに行った行為についてメモを取ります。大事なこと、忘れてはいけないことをメモに取っておきます。

メモを取る意味は、大事なことを後から思い出せるようにするためです。あるいは、リーダーもスタッフともどもケアの途中で一瞬ひらめいたケアのアイデアがあったとしても、後になって、忘れてしまったということもあるからです。

②撮る

撮るは、写真やビデオを撮影することです。画像に撮ることによって、出来栄えを振り返ることができます。スタッフの成長の画像記録になりますが、リーダーの教え方の画像記録にもなります。

③採る

採るは、集めること、採集することです。ＯＪＴのツール（材料）を採用することです。また、どちらにするか、選ぶことが採ることです。

④摂る

摂るは、体内に取り込むことです。習ったことが身となったかです。行為のプロセスや成果を自分のものとして摂取したかを確認し、次の手順に活用します。

⑤執る

執るは、リーダーの姿勢です。認知症ケアは利用者の生命にかかわることが大半です。リーダーとしていい加減さは許されません。手に持って使う。行うことを執ると言います。また、態度も執ると言います。「毅然たる態度を執る」です。例えば、してはいけないことはさせない、しなければならないことはさせることが毅然たる態度です。

6 OJTはPDCAサイクル

前記1から5を集約したものがOJTのPDCAサイクルです。

介護にたとえると、

Pは介護計画

Dは介護手順によるパス（経過ごとの実施行為）

Cはアセスメント（評価）

Aは改善処置

です。

（1）きく

OJTには到達目標および経過手順を定めた計画が必要です。

（2）させる

成果を出すための方式（メソッド&ツール）がOJTです。

（3）みる

教えっ放しのリーダーではなく、習いの程度を観察し、評価する必要があります。

（4）とる

不具合に対する処置です。

⑤ ＯＪＴは組織活性化に有効なツール

認知症に対して安全で、最新の医療を提供することは今後が期待されている医療界の主要なテーマですし、介護現場におけるケアも定見や定型は未だなく発展途上にあります。

そこで、リーダーがスタッフに教え、覚えさせ、成果を出させるためには、リーダーとスタッフが共に学ぶことができるＯＪＴは有効です。

リーダーが、教えることは学ぶことを実体験できますし、スタッフは伝承を受けつつ新たな工夫が可能な現場の教育技法として有効に活用できます。現場、現地、現物の三現主義を体現できる学修のためのツールがＯＪＴです。学習は習うだけ、学修は身に付けて実践することです。

しかし、リーダーとスタッフが奮闘して、努力することによって、学びのモデル化としての効果があるとしても、職場ぐるみでなければ組織活性化にはつながりにくいものです。

そこで、ＯＪＴは組織ぐるみの組織活性化のためのメソッド（方式や方策）が必要になります。

●管理者の業務の進行と管理

ＯＪＴの成否には、業務の進行状況をチェックできる管理者の管理の質が問われます。

（1）部下（スタッフ）の業務振りを適宜チェックし、指導する

①業務場所の整理整頓がきちんとしている　機械設備の手入れが十分に行われている
②業務環境が最適に保たれているか、常にチェックしている
③日報の内容をチェックし、適切な対応をしている

（2）業務を上手に管理するにはコツがある

①ポイントを押さえる
②部下に業務指示をした後、指示どおりに遂行されているかを確認する
③指示をした後に、業務の途中でおさらいがてらポイントを説明する
④管理の要は、指示した内容をかいつまんで説明できるかである
⑤業務が終わったら、ポイントをおさらいする

（3）管理の質を高めるためのコツがある

部下の質問をしっかりと聞くことが管理の質を高めるコツです。

①部下に業務の説明をしたら、質問を受ける
②説明した後に質問が直接なくても、業務をこなしていくうちに質問が出てくる
③部下が業務の質問をしてきたら丁寧に答える

④質問してくる部下は部下なりに業務を理解しようとしている
⑤質問に対する回答をおざなりにすると、部下は業務に対するヤル気を失いかねない
⑥質問の機会を設けてあげる

（4）業務を指示するコツ

ゆっくりしゃべることです。

部下に業務の説明をするときは、説明口調が早くなりがちです。

①業務を指示する時は意識してゆっくりしゃべる
②部下の立場に立って、業務の指示をする
③管理者本意で業務の説明をすると部下には理解できないことがある

●ＯＪＴリーダーの教え方の要諦

上記の管理者の業務に対する姿勢を真似て教え方を工夫して下さい。要諦は２つです。教えることは一つずつ、良いところは褒める、の２つです。

（1）一度に教えることは一つだけ

一度に教える事は一つだけです。ＯＪＴリーダーはスタッフとの間で、このことを徹底して

下さい。

①一度に多くの業務をあれもこれもと詰め込むとオーバーフローする

②一つがこなせたら次の手順を教える

（2）褒め上手になる

業務を上手に教える要諦は「褒め上手になる」です。

①スタッフに業務を教えて、スタッフが業務をこなす

②確実にできていたら褒める

③褒めて育てることはＯＪＴの神髄である

④叱られて伸びるスタッフもいないわけではないが見極めが難しい

⑤褒める箇所は行為、手技、話し方など良いところ

⑥褒めることによってスタッフはさらに業務に対する意欲を増す

⑥ 認知症ケアに対する評価の意義や方法を理解する

ＯＪＴの目的は業務を覚えることですが、認知症に対する評価の意義や方法を理解することも目的の１つです。

例えば、認知症に対するケア、介護行為に対する評価の意義や方法を理解することによって、認知症の利用者のためになります。

1 ＯＪＴ学修とは

目的を持って、教える力を有するＯＪＴリーダーと学ぶ力を持つＯＪＴスタッフが、学修の成果を上げることがＯＪＴ学修です。

ケア、介護行為に対する評価の意義や方法が理解できるリーダーづくりがＯＪＴの目的の１つです。

①認知症ケアにおける評価の意義が説明できる
②認知症ケア記録の評価法について説明できる
③認知症ケア記録のより効果的な評価について考えを述べることができる

2 教え方が上手な人と下手な人の違い

業務の教え方が下手な人と上手な人には特徴があります。

（1） 教え方が下手なＯＪＴリーダーがやりがちなこと

業務ができる、勉強ができるだけで教えるのが上手だというわけにはいきません。

教え方が上手ではない人たちにはどのような特徴があるのでしょうか。

①教え方が下手なＯＪＴリーダー↓**「だめ」としか言わない**

業務を教わる側のスタッフは、「だめ」と言われると、どうすればいいのかわからなくなります。教える側のリーダーの「だめ」では、全く説明になっていないのです。

「だめ」ではなく、「そんなときは～だから、こうすればいい」という具合に、解決策や理由を伝える教え方をしましょう。

②教え方が下手なＯＪＴリーダー↓**余裕がない**

業務上で自分に余裕がない人です。「そんな調子なら自分でやったほうが早いからいいよ」という人はリーダー失格です。

「自分の業務だけで手一杯で、教える余裕はない」、「教えるのに時間をかけるぐらいなら、自分でやったほうが早い」というのはその通りかもしれませんが……。

③一流だと思い込んでいるＯＪＴリーダー↓**過去を自慢する**

名選手、必ずしも名監督にあらずではないでしょうか。

一流だと思い込んでいるのは、がむしゃらに行動したとか、誰よりも多く業務をしたとか、過去の栄光にしがみついて論拠としていることが多いのです。自分がやってきたことをそのまま

やらせようとしますし、やらない相手には厳しくあたったり、叱ったりします。

④相手を見下すＯＪＴリーダー→**過去の賞賛**

こうしたリーダーがいるのは、リーダーは偏差値の高い学校を卒業したから仕事もできるなどという、あやふやな論拠があるからです。

あるいは、難易度の高い資格を得たとか、特定の知識や能力を持っていて賞賛を浴びた、あるいは浴びている人の中にときに存在します。

次第に態度が傲慢になっていって相手を見下すようになることがあります。

教える立場になると相手を小馬鹿にしたような感じになったり、「そんなこともわからないのか」と口に出してしまったりします。

⑤失敗から学ばないＯＪＴリーダー→**学習能力が低い**

できるリーダーは失敗から学び、自分のやり方を変えて同じ失敗を繰り返さないようにします。

一方、できないリーダーは自分を正当化し、同じ失敗を繰り返し続けてしまいます。

同じ失敗を繰り返さないことを〝学習能力が高い〟と言います。失敗から学ばないＯＪＴリーダーは学習能力がないか低いのです。

こうしたタイプではスタッフはいつまでたっても成長できません。

スタッフを一人前に育て上げられないのは、管理者から委譲を受けたＯＪＴリーダーは、組織ぐるみの大事な業務の一つだということを理解していないからです。

（２）教え方が上手なＯＪＴリーダーがやっていること

教え方が上手い人には特徴があります。

①教え方が上手いＯＪＴリーダー↓**一方的ではない**

リーダーの都合で話をしないし、スタッフと一緒に行為、行動して体も使っています。教え方が上手いＯＪＴリーダーは、一方的な話はしません。

一気に話すのではなく、実践してみたり、途中で質問タイムを挟んだり、スタッフにも考えさせ、体で覚えさせるという時間を提供します。

実際に体験し、失敗を許容し、スタッフに想像力を持たせて考えさせることも上手い教え方の一つです。

②教え方が上手い人↓**物事の論理を知っている**

教え方が上手い人は、論理を熟知しています。

「ここがこうなることによってこれがこうなる」という具合に、スタッフに質問されたら「どうしてそうなるのか」を具体的に答えることができます。わかりやすく教えることができます。

スタッフは論理がわかると納得しやすく、業務も覚えやすいものです。

（3）教え方が上手なＯＪＴリーダーは「学びの手助け」を行っている

教え方が上手いＯＪＴリーダーになるポイントは、「学びを手助けする」ことです。「学習スタイル」や、「対人スタイル」は人それぞれです。

スタッフの資質、力量、経験などスタッフに合わせて、マッチしたサポートの仕方を考えることがＯＪＴリーダーの役割です。

教え方が上手いＯＪＴリーダーは、学びを手助けすることに徹しています

7 スタッフの意欲・やる気を高めるリーダーのスキルとは

学習効果を高めるために最も大切なことは、ずばり、聞き方です。

好ましい聴き手になるためには、アクティブ・リスニング、積極的傾聴のスキルが必要です。

1 アクティブ・リスニング

聞いていることを態度で示すことです。

うなずき、前傾、相づち、繰り返し、要約、感情の反映などを組み合わせていくと効果的な聴き方ができます。

①頷き
了解、承諾の意を示して首を縦に振ること。合点です。

②前傾
前方に傾くこと。からだを前に傾けること。

③相づち
はい、ええ、うん、そうですね、そうですか、なるほど。相づちとは、会話中にしばしば挿入される間投詞のことです。聞き手が話者に関心を持ち、理解していることを示します。相づ

ちは聞き手が会話に積極的に参加していることを示すことで、話者を安心させるものとされています。

④要約

要点をとりまとめること、あるいはまとめたものです。

⑤感情の反映

相手の感情や情動に気づいて相手に伝えることです。

大切なことは、共感的理解です。

2　積極的傾聴

積極的傾聴は、「リーダーの聞きたいこと」を「聞く」(Hear)のではなく、「スタッフの言いたいこと、伝えたいこと」を受容的・共感的態度で「聴く」(Listen)ことです。

そのためには、スタッフが自分自身の考えを整理し、納得のいく結論や判断に到達するよう、リーダーとしてスタッフを支援する必要があります。

●傾聴で大事なこと

「傾聴」は、ただスタッフの言っていることを聞いて受け止めればいいというものではありません。積極的に関心を持ってスタッフが思っていることに注意深く耳を傾けることです。

①相手（スタッフ）を理解する

傾聴で大切なことはテクニックではありません。スタッフを理解しようとする姿勢です。人間は、テクニックやうわべだけで話を聞いているのか、親身に聞こうとしてくれているのかを本能的に感じることができます。

「このリーダーは自分を理解してくれている」と思うから、スタッフは本音を話そうと思うものです。

②話し手にも聞き手にもある、傾聴のメリット

傾聴をすることで得られるメリットは、聞き手側のみならず、話をしている話し手側にもあります。話の区切りに「スタッフが心地よく、話をすることに集中できているか」を客観的に見るようにしましょう。

8 なぜスタッフはやる気をなくすのか

言い方一つで相手に伝わる印象が変わります。

言い方が悪いとスタッフはやる気をなくします。

スタッフは、悩みや問題を抱えているときに、4つの欲求を持ちます。

4つが満たされると心が安定して、自分の問題とじっくり向き合うことができます。そして、自分自身の力で解決していこうとします。

■4つの欲求
私の気持ちをわかってほしい
私の考え方を理解してほしい
私に思いやりの気持ちを向けてほしい
私にやさしい態度で接してほしい

これらの欲求が満たされないと感じているスタッフの気持ちは、ＯＪＴリーダーに対して、次のような3つの隠れたメッセージを送ります。

・「あなたは本当は認知症ケアのことをわかっていない」
・「あなたは信頼できない」
・「あなたには教える能力もないし、そもそも認知症ケアのリーダーとして価値がない」

この隠れたメッセージはリーダーの心（潜在意識）に届き、リーダーの多くはそのスタッフを否定的に受け止めることになります。

その結果、リーダー、スタッフともどもＯＪＴそのものを面倒くさく思い始めます。やがては、チームとして問題解決能力を発揮できない職場になります。

リーダーとしてこうした負のサイクルを発生させないために、スタッフの話を聴いて湧きおこる自分の考え・気持ちを心の中からいったん外に出した状態にします。要は、スタッフの考え・気持ちをそのまま受け止め伝え返すことです。

1　よくない問いかけ

好ましくない３つの問いかけ方があります。

①認知症ケアの本質からはずれたことを尋ねる
②考えなくてもすぐ答えられることだけを尋ねる
③異なる意見や考え方が出る余地がないことを尋ねる

2　やる気がなくなる言い方

言い方が悪いとやる気をなくしかねません。

やる気にブレーキをかける言い方には次のように12あります。

（1）命令・否定的な言い方

【命令】

「職場に誰よりも早く来て、準備をしなさい」

一方的に何かをするよう（命令）に言うことです。


【否定】

「いい加減なケアをするから駄目なのよ」

しないよう（否定）に言うことです。

（2）注意・脅迫

【注意】

「〜それはよくないわ」

あることをすれば、どんな結果になるのかを即座に言うことです。


【脅迫】

「〜辞めさせるわよ」

上手くいかない場合に退職をほのめかすこと等です。

（3）訓戒・説教

【訓戒】

「私より早く帰ったらいけない」

しなければならないことを言うことです。

【説教】

「あなたは学ぶのが仕事でしょ。今の時期に休むべきじゃない」

年休など取るべきではないと言っています。

（4）忠告・提案

【忠告】

「私の言ったとおりにしないのは私を否定していることと同じよ」

どうしたら問題を解決できるか、助言や提案を与えることです。

【提案】

「研修にいったら、新しい友人ができるのだから行きなさい」

研修は新しい友人を作る場のみを強調して言うことです。

(5) 抗議・強要

【抗議】

事実・情報・倫理・自分自身の経験などで相手の判断に影響を与える。

【強要】

「毎日コツコツ勉強して賢くなるんだから、普通は我慢するものです」

「昔の人も、みんなも、そうやって毎日学校に行ったんですよ」

(6) 批判・非難

【批判】

「そんな判断はあなただけよ」

スタッフの判断に対し、否定的判断や評価を下すことです。

【非難】

「本に書いてあることを信用しているからダメなのよ」

新しい知識を非難していることです。

(7) 評価・同調

【評価】

「あなたのやり方でしょ」

スタッフの判断に対し、肯定的な判断を加えてスタッフが納得できる評価を下すことです。

【同調】

「行きたくなかったら無理しなくていいよ」

セミナーに行かないことに同調していることです。

（8）侮辱・軽蔑

【侮辱】

「そもそも、あなたのやり方がダメ、あなたがいること自体が邪魔よ」

スタッフの存在価値を下げたり、認めなかったりするような評価をする。

【軽蔑】

「わがままばっかり言って、ダメなスタッフだわ」

スタッフの考えを受容していないことです。

（9）分析・判断

【分析】

「どうしてあなたがそう分析をするのか、よくわからない」

スタッフの判断に対し、相手自身の動機は何かを解説する。

【判断】

「今日はデートがあるから、そわそわしてやる気がないんでしょ」

スタッフの気持ちがわかっているふりをして、勝手に判断していることです。

（10）激励・同情

【激励】

「大丈夫、利用者はわかってないからね」

スタッフの気持ちに身勝手な激励をしていることです。


【同情】

「辛いわよね。大変よね。わかるわ」

スタッフを今の気持ちから抜け出させようとして、心にもないことを言うことです。

（11）質問・尋問

【質問】

「ねえ、ねえ。何で、そんなことしたのよ」

スタッフの起こしたエラーの原因、動機、理由を短絡的に知ろうとすることです。


【尋問】

「なぜ、怒られたの」

「誰かと言い争いをしたの」

「何か嫌なことがあったの」
リーダーが問題を解決するのに役立つ情報を、スタッフから得ようとしています。

(12) ごかまし・中止

【ごまかし】

「まあまあ。いいじゃないの」
問題から相手の関心をそらそうとしている。スタッフの関心を他にそらしています。

【中止】

「もう、やめましょう。もう無理よ」
リーダーが教えること自体から逃げています。

パート5
認知症ケアの質を高めるための発声・発音のトレーニングと接客サービス

1 認知症ケアの質を高めるために必要な「伝える基本」

ＯＪＴのリーダーもスタッフも、明瞭な発声や発音を使用しないと相手には正確に伝わらないことがあります。

人間としての作法ができていないと、リーダーとスタッフの関係性もうまくいかないという問題も出てきます。

そこで、認知症ケアの質を高めるためのツールとして、ボイストレーニングや所作や作法などが必要になってきます。

認知症の対象者の名称は医療機関では患者、介護施設では利用者あるいは入居者です。近年は、患者、利用者、入居者に「様」を付けて、患者様、利用者様、入居者様という敬称を付けていますが、どういう理由からでしょうか。

患者、利用者、入居者に「様」をつける理由は、付けないとしたら目の高さが上から目線となるということでしょう。

医療も介護も提供をする側と提供を受ける側との相互の契約行為ですから、患者、利用者、入居者いずれも契約当事者という表現になります。

また、患者、利用者、入居者は、医療機関の診療行為や介護施設のサービス行為を受ける立場の表現ですから、敬称の「様」を付けることによって敬うとか自尊心を傷つけない配慮ということになるでしょうから、「お客様」という言い方もできます。

敬い、自尊心を傷つけないということからすると、お客様として遇することも必要ではないでしょうか。

現に、病院も介護施設もホスピタリティ（お持て成し）産業です。そこで、お持て成しのために、お持て成しの相手に良い印象をお持ちいただくために、ここでは接客マナーもコンテンツにしました。

敬い、自尊心を傷つけないということからしますと、認知症ケアの課題の1つである「徘徊（はいかい）」も好ましい表現ではないという考えもあるでしょう。

「一人歩き」とか「一人歩きで道に迷った」などと表記すべきという考えもあることと思いますので、本書の他のパートにおいて、「徘徊」を対象として箇所には、言い換え表現を用いています。

② 認知症ケアに必要な発声・発音トレーニング

●なぜ、認知症ケアには、事前トレーニングが必要なのか

高齢化社会の進展に伴って認知症患者も否応なしに増えていきます。もしあなたが認知症ケアの仕事をしているなら、リーダーの立場でスタッフを育成して下さい。認知症患者はますます増えていきます。認知症ケアは施設ぐるみの課題ですし、リーダーとしての使命です。

本書でいままで見たきたように、認知症というのは特殊な症状ですから、一般のケアとは内容が違ってきます。まず、認知症を担当する前にやっておくべきことがあります。それは、役者が舞台に上がる前に発声練習をすることとか、スポーツ選手がアップをして本番に臨む準備をするような事前トレーニングです。

1　発声と発音の訓練

口を大きく開けて大きな声ではっきりと発声しましょう。

アエイウエオアオ、カケキクケコカコ、サセシスセソサソ、タテチツテトタト、ナネニヌネノナノ、ハヘヒフヘホハホ、マメミムメモマモ、ヤエイユエヨヤヨ、ラレリルレロラロ、ワエイウエオワオ。

次は調音の訓練です。調音というのは音声学では、「呼気に対して生体の間にある狭い隙間から、上の音声器官がある音を発するために必要な、位置を取ったり運動したりすること」ですが、難しいことを考えずに次の言葉を発声してみて下さい。口の形を意識してはっきりと発声して下さい。

（ア）
青は藍より出でて藍より青し
赤穂の城と安芸の宮島
明日（あす）の朝はあすの朝ともあしたの朝とも読める
慌てるときは粟を食うのではなく泡を食う
ありとあらゆるところを探したがあればあるで使ってしまいますので金のあろうはずがない
（イ）
威勢のいい医者が椅子にもかけず忙しく駆け回る
江戸を離れて庵住まいというのも悪くない

今今という間に今ぞなくなる
言い分を言おうとしたが威圧されて何も言えなかった
（ウ）
憂いぞ辛いぞ勤めの習いで上野から魚河岸まで夜明け前に収録
うさぎうんうんうなりだした
瓜売りが瓜売りに来て瓜売り残し瓜売り帰る瓜売りの声
（エ）
絵を描かない絵描き
毎度のことながら前通りに願います
英国の映画俳優の絵の描いてある絵はがき
得たりやおうと飛び出して得手勝手なことを言って悦に入る
絵姿になる江差追分の踊りを絵師は探している
（オ）
おりょうや親にあやまりなさい
思う人には思われず思わぬ人に思われる
お願いされれば鬼の目にも涙
恩愛の縁に引かるる
桶を置き忘れて奥でおかみさんに怒られる

だいぶ、口がほぐれてきたのではありませんか。

●ボイストレーニングに挑戦してみよう！

詩人の北原白秋が作詞した「五十音の歌」というのがあります。覚えやすいのでメロディーなど気にせずに言ってみて下さい。実際の劇団などでもボイトレとして使われています。

あめんぼ赤いなあいうえお
うきも（浮藻）にこえびも泳いでる
柿の木栗の木かきくけこ
きつつきこつこつ枯れけやき
ささげにすをかけさしすせそ
その魚浅瀬で刺しました
立ちましょらっぱでたちつてと
トテトテタッタと飛び立った
なめくじのろのろなにぬねの
なんど（納戸）にぬめってなにねばる

鳩ぽっぽほろほろはひふへほ
ひなた（日向）のお部屋にゃ笛を吹く
まいまいねじまきまみむめも
梅のみ落ちても見もしまい
焼き栗ゆで栗やいゆえよ
山田に灯のつくよい（宵）の家
らいちょう（雷鳥）寒かろらりるれろ
れんげ（蓮華）が咲いたらるりの鳥
わいわいわっしょいわいうえお
植木屋井戸換えお祭りだ

③ 介護の接客サービス・5つの基本

お客様をおもてなしするふるまいは、人と接する仕事としてわきまえておくべきでしょう。

介護も接客業なのです。

■5つの基本
① 笑顔で接する
② 目配り気配り手配りが大事
③ お客様の立場に立って行動する
④ お客様の自尊心を傷つけない
⑤ 手際よく対応する

最も大切なのは常に笑顔でいることです。

笑顔には方程式があって、それは、

（思いやり＋健康）×プロ意識＝笑顔

パート 1
介護現場の認知症ケアの課題
介護現場の認知症ケアの課題にはどのようなものがあるのか

パート 2
症状のことをいうの？
認知症ってそもそもどのような

パート 3
認知症ケアの基本ルール
介護現場の

パート 4
やる気の高め方OJT入門
介護スタッフの教え方・

パート 5
発音のトレーニングと接客サービス
認知症ケアの質を高めるための発声・

パート 6
になるための資格
認知症ケアのスペシャリスト

173

それを意識して笑顔を作る練習をしてみましょう。

①大きめの鏡を用意します
②鏡に顔を映してみます
③自分の顔を見つめて顔の筋肉をあれこれ動かしてみます
④楽しいことをイメージしてみます
⑤柔らかい目元にしてみます
⑥口角を心持ち耳元に向かって持ち上げます
⑦口元から少し歯をのぞかせてみます
⑧目尻と頬に少し力を入れて輝きを持たせます

いかがですか？

鏡の中のあなたは美しい笑顔であなたを見つめていますか。

笑顔は思いやりを表し、感謝の心を伝える大切なツールなのです。

ちなみに写真を撮るときに、「はい、チーズ」と言いますよね。日本人の発音では、口角を上げて笑顔を作ることは容易ではありません。

そのためには「ｓｋｙ（スキー）」や「ｋｅｙ（キー）」が効果的です。例えば、ウイスキー、大好きい、など大きな声で口角を上げてみて下さい。

④ 接遇の作法の基本

初めての人と対面するとき、どんな場合でも重要なのは第一印象です。
第一印象を良くする要素は次のように、３つあります。

①身だしなみ
②身がまえ
③顔の表情

1　身だしなみ

まず身だしなみです。
相手も自分のことをあまり知らないのですから、外見から判断するしかありません。
制服の場合の、確認事項は次の通りです。

【外見】
①サイズが合っていますか
②清潔に整えていますか

③ボタンが外れていませんか
④ネームプレートは所定の位置に付いていますか
⑤靴に汚れはありませんか

【清潔感】

清潔な感じを与えるためには、次の点に注意します。

①頭髪にふけがついていませんか
②爪は伸びていませんか
③口臭はありませんか
④鼻毛が伸びていませんか
⑤目やにが溜まっていませんか
⑥汗臭くありませんか。体臭をコントロールしていますか
⑦下着は清潔ですか
⑧着衣はプレスしていますか
⑨制服等の洗濯はこまめにしていますか

【好ましい感じ】

その次には相手に好ましい感じを与えることが大事です。

不快さを与えることは慎まねばなりません。
不快な感じを与えるかどうかを判断する要素は次の点です。
①挨拶
②言葉遣い
③しぐさ
特に挨拶は形だけのものでは見抜かれてしまいます。
気持ちをこめることが大事です。
4つの心をこめましょう。
・明るく
・いつでも
・さわやかに
・つつましく
頭の文字を横から読むと「あいさつ」ですから、常に意識しておきましょう。

おはようございます
いらっしゃいませ
よろしくお願いします
お疲れ様でした

ありがとうございました
これらは決まり文句ですが、それだけに気持ちがこもっているかどうかは相手にもすぐわかります。

【言葉遣い】

次に言葉遣いです。
美しく、正しく、場にふさわしい言葉を使いましょう。
①正確に美しい発音で
②わかりやすく平易な言葉で
③感じよく、明るく話す

【しぐさ】

そして仕草です。立ち居振る舞いを相手はちゃんと見ています。その要素は5つあります。立つ姿勢、お辞儀、座る姿勢、ものの渡し方、ものの受け方の5つです。
①立つ姿勢
　両足のかかとをそろえる
　膝を軽くつける
　お尻をきゅっとしめる

背筋をぴんと伸ばす
胸を張る
左右の肩を水平に伸ばす
肩の線と耳の線をそろえる
両手を脇に下げる
指先をそろえる
肩の力を抜く
あごを軽く引く
口を軽く結ぶ
目線は正面を向く

②お辞儀
会釈（思いやりのある顔立ちでにこやかにうなずいて上体を15度ほど傾ける）
敬礼（敬意を表して礼をする、上体は30度ほど傾ける）
最敬礼（最上の敬礼、上体は45度まで傾ける）
お辞儀をする際のポイントは、首と首筋は直線を保ち、腰から上体を倒します。終わって体を戻すときは腰から上体をゆっくりと起こします。

③座る姿勢
椅子に腰をかける際、膝をつけ、背筋を伸ばし、肩の力を抜いて、手は指先を伸ばしてヒザ

の上に置くというのが基本姿勢です。

待機している状態のときは、椅子に深く腰掛け、背中と背もたれの間を拳一つ分くらい空けて座ります。

相手と話しているときは、椅子に浅く腰掛け、やや前かがみになって会話します。
④ものの渡し方
迅速に、丁寧に、言葉を添えてお渡しします。
⑤ものの受け方
丁寧に言葉を添えてお受けします。


——いかがでしたか。

想いやりのこころを行動にすることができましたか。

利用者のケアに精一杯で、こんな丁寧なしぐさをする余裕なんかないと思われるかもしれません。

しかし、ケアの専門職である前に一人の人間として、利用者に向き合うために必要なしぐさです。

また、普段から心掛けて身に付いていれば自然とふるまえるようになり、きっとお互いに気持ち良く過ごせるようになるのではないでしょうか。

パート6
認知症ケアのスペシャリストに
なるための資格

1 認知症ケア専門士になる方法

認知症ケアを実践するためには特別な資格は必要ありません。ＯＪＴリーダーとしてスタッフを育成する場合も資格は不要です。

しかし、エキスパートになるために学ぶことは大切ですし、民間資格や国家資格の区分はあるにしても、成長の節目として対象としてはいかがでしょうか。

高齢化社会の進展にともない、認知症を患う人は確実に増加していきます。認知症ケアの質の向上を進めねばなりません。

認知症ケアの裾野を広げなければなりません。

これに対する答えの一つとして、認知症ケア専門士、という資格が導入されています。

認知症ケア専門士は、一般社団法人「日本認知症ケア学会」が、試験を主催し認定する民間資格です。

「認知症ケアに対する優れた学識と高度の技能、および倫理観を備えた専門技術士を養成し、我が国における認知症ケア技術の向上ならびに保健・福祉に貢献することを目的とする資格」と定義されています。

国家資格ではありませんが、確かな知識と優れた技術を実践の場で生かせる専門性の高い資格です。

有資格者は認知症ケアの専門職として、介護施設や医療機関、自宅介護支援事業所、社会福祉協議会、地域包括支援センターなどの介護や福祉の現場で活躍しています。

●認知症ケア専門士になるには

認知症ケア専門士の受験資格は「認知症ケアに関する施設、団体、機関等において、過去10年の間に3年以上の認知症ケアの実務経験を有するもの」となっています。

施設、団体、機関は必ずしも認知症専門である必要はありません。職務上認知症ケアに関わっていれば条件に該当します。

ただし、認知症患者の受け入れを行っていないなど、サービスの内容によっては該当しない場合があります。

3年以上の経験というのは、たとえば、２０１９年の試験では、２００９年4月1日から２０１９年3月31日までの間で、3年以上経験があることです。

この場合、3年間連続して勤務しているというのではなく、トータルして3年以上であればよしとされています。またボランティア活動や実習の期間は加算されません。

3年以上の実務経験を証明する「認知症ケア実務経験証明書」を該当の事業所から発行して

もらうと、受験資格を得ることになります。

ちなみに介護福祉士や、介護支援専門医など他の資格もありますが、受験資格には関係ありません。

・試験概要
試験は毎年1回行われます。第1次試験は7月上旬に行われ、4分野の筆記試験となっています。

その分野は、
1　認知症ケアの基礎
2　認知症ケアの実際Ⅰ総論
3　認知症ケアの実際Ⅱ各論
4　認知症ケアにおける社会資源
各分野50問のマークシート方式です。それぞれ70％以上の正答率が必要です。

ちなみに出題は公式テキストである「認知症ケア標準テキスト」に準じる内容です。

なお各分野ごとに合否が判定され、5年間のうちに4分野すべて合格すると、第2次試験に進めます。

・2次試験

第2次試験は論述試験と面接試験の2つがあります。

論述試験は、たとえば、「70歳代後半女性、2年前にアルツハイマー型認知症と診断。長女家族と同居、長女一家は自宅兼事務所で内装業の自営、長女は事務を担当。孫娘の受験時期も重なり、家族介護の限界、家族支援が必要」という事例に、自分ならどのような対処をするか、という考え方や、その具体的な実施方法を重視して採点されます。

面接試験は11月末頃、1分間のスピーチとグループディスカッションが行われます。

その問題例は、「認知症ではないかと不安になった本人が相談に来られました。その方に対してどのような支援を行いますか」

とか、

「利用者が食事時間に、ご飯はたべたくない、と食事拒否した場合、あなたはどのような対応をしますか」

というケースに対して、考え方や具体的な実施方法を重視して採点されます。周囲の話を聞きつつ、積極的に発言するようにしましょう。

合格発表は翌年1月ごろです。

ちなみに合格率は約50%だということです。

資格を取得しても、5年ごとの更新制ですので、5年以内に必要とされる単位を取らなければなりません。これは、認知症ケアで得た新たな知識や技能を身に付けるとともに、介護の現場で働く仲間と交流し、連携を深めていくという意味も含んでいます。

そして、更新の際に条件をクリアしていれば、「認知症ケア上級専門士」の認定試験を受験できるようになります。

●認知症ケア上級専門職になる方法

認知症ケア上級専門士は、認知症ケアでのチームリーダーや、地域でのアドバイザーとして期待される認知症ケアの上級専門資格です。

受験するには次の要件を満たす必要があります。

1　認知症ケア専門士の経験が3年以上あること
2　専門士資格更新の有無にかかわらず、直近5年度期間内に認知症ケア専門士の単位を30単位以上取得していること。
3　認知症ケア上級専門士研修会を修了していること
4　次のいずれか一つ以上の条件を満たしていること。
①認知症ケア上級専門士制度規則にある学術集会、地域部会研修会等での演題発表、並びに事例報告。
②認知症ケア上級専門士制度規則にある査読制度のある機関誌等での論文・事例発表。

【※一般社団法人日本認知症ケア学会のホームページ参照】

2 認知症ケア指導管理士になる方法

介護・医療現場において、認知症ケアに携わるスタッフの専門性向上を目的に創設された資格です。

認知症ケア指導管理士は、認知症の患者や利用者に対する適切なケア、ケアを行うスタッフへの指導・管理を行える人材の育成などです。適切な認知症ケアを通じて、尊厳、安心を提供するための資格です。

財団法人職業技能振興会が認定しています。認定試験は年2回（7月および12月）開催予定です。

【※一般社団法人職業技能振興会のホームページ参照】

3 看護師との連携で知っておきたい資格

認知症ケアを実践するためには、医師の指示のほか、看護師との連携が欠かせません。そこで、認知症ケアに関連して専門性を有する看護師の資格があります。

認知症ケアに関する多職種連携として関わりが生じることになることでしょう。認定看護師と専門看護師という資格があります。

（1）認定看護師と認知症看護について

認定看護師は、認定看護分野において、熟練した看護技術および知識を用いて、水準の高い看護実践のできる認定看護師を社会に送り出すことにより、看護現場における看護ケアの広がりと質の向上を図ることを目的としています。

認定看護分野とは、保健、医療および福祉の現場において、熟練した看護技術および知識を必要とする看護分野として、日本看護協会が定めたものを言います。認定看護分野の1つが認知症看護です。認定看護師は特定の看護分野において、次の3つの役割を果たします。

①個人、家族および集団に対して、熟練した看護技術を用いて水準の高い看護を実践する（実践）

②看護実践を通して看護職に対し指導を行う（指導）

③看護職に対しコンサルテーションを行う（相談）

（2）専門看護師と家族支援&在宅看護

専門看護師制度は、複雑で解決困難な看護問題を持つ個人、家族および集団に対して水準の高い看護ケアを効率よく提供するための、特定の専門看護分野の知識・技術を深めた専門看護師を社会に送り出すことにより、保健医療福祉の発展に貢献し併せて看護学の向上を図ることを目的としています。

専門看護師制度は、日本看護系大学協議会と連携し運営しています。日本看護系大学協議会は、教育課程の特定、教育課程の認定・認定更新を行っています。日本看護協会は、専門看護分野の特定、認定審査・認定更新審査等を行っています。

認知症ケアに関連する分野として次の2つがあります。

①**家族支援**……患者の回復を促進するために家族を支援します。患者を含む家族本来のセルフケア機能を高め、主体的に問題解決できるよう身体的、精神的、社会的に支援し、水準の高い看護を提供します。

②**在宅看護**……在宅で療養する対象者およびその家族が、個々の生活の場で日常生活を送りながら在宅療養を続けることを支援します。また、在宅看護における新たなケアシステムの構築や既存のケアサービスの連携促進を図り、水準の高い看護を提供します。

あとがき

認知症に対する医療は確実に発展を遂げつつあり、認知症は介護の中核的なケアの１つですし、介護と看護いずれにとってもケアの先端領域です。

それゆえに、認知症ケアの専門性を有するスタッフの育成は必須なテーマですので、認知症ケアを教え、学ぶ仕組みを現場に根付かせたいという想いを込めて本書を書き上げました。

ＯＪＴには、伝承的意味合いがあるだけではなく、新たなケアの手法あるいはより効果的なスキルを生み出すこともできますから、認知症ケアに関するプロのスタッフを育てるために有効なツールです。

プロトコルという用語があります。外交儀礼および実行手順のことです。外交儀礼のプロトコルは、外交の場や交流の場における公式な規則や手順などを典拠として利用できるようにまとめた基本原則です。

実行手順のプロトコルとは、複数の者が対象となる事項を確実に実行するための手順（マニュアル）を定めたものです。

本書は、ＯＪＴの手順について述べたものですから、「介護における認知症ケアの専門性」（例えば、認知症ケアマニュアル）について記述したものではありませんが、認知症ケアをＯＪＴ

で実践するためには、確実に実行するための「認知症ケアの教示手順」（例えば、認知症ケアＯＪＴ手引き）が欠かせません。

視点を変えると、認知症ケアマニュアルの作成ありきです。認知症ケアマニュアルは標準的なケアを行うための手順ですが、ケアの逸脱行為を防ぐためのルールです。

本書は、認知症ケアマニュアルの作成を主題にしたものではありませんが、ＯＪＴを実践する過程において、ケアの標準づくりやケアの逸脱防止ルールを策定するための素材づくりができます。

介護、とりわけ、認知症ケアは多くの課題を抱えています。介護における課題あるいは認知症ケアの課題を洗い出し、共有し、解決していくために、本書で述べたＯＪＴのノウハウや教示手順を活用して下さい。

施設、リーダー、スタッフそれぞれのお役に立つことを願って、本書のあとがきとします。

葛田一雄

葛田一雄（くずた・かずお）
数多くの医療機関、介護施設において、チーム活性化、業務標準化、ＯＪＴ等人材育成を実施。明治大学、青森公立大学、横浜市立大学、愛媛大学等で講師を務める。愛媛県等社会福祉協議会において、リスクマネジメント、リーダー研修等の講師を担当する。
主な著書に、『介護管理者・リーダーのための人づくり・組織づくりマニュアル』『看護主任・リーダーのための「教える技術」カバー』（以上、小社刊）などがある。

認知症ケアができる 介護スタッフを育てるＯＪＴマニュアル

2019年10月21日　初版発行

著者　葛田一雄
発行者　常塚嘉明
発行所　株式会社 ぱる出版

〒160-0011　東京都新宿区若葉1-9-16
03(3353)2835 — 代表　03(3353)2826 — FAX
03(3353)3679 — 編集
振替　東京 00100-3-131586
印刷・製本　中央精版印刷(株)

ISBN978-4-8272-1201-3　C2047